# 初级耳和听力保健培训手册

主　　译　韩德民

副主译　黄丽辉　傅新星

译　　者（按姓氏笔画排序）

　　　　王　硕　亓贝尔　刘　博　李　轶　李永新

　　　　赵守琴　黄丽辉　韩德民　傅新星

翻译秘书　李　悦　文　铖

人民卫生出版社

·北京·

*Primary ear and hearing care training manual* 英文版由世界卫生组织 2023 年出版。

© 世界卫生组织 2023

世界卫生组织授予人民卫生出版社翻译和出版本书中文版的权利，中文版由人民卫生出版社全权负责。如英文版和中文版有不一致的地方，以英文版为准。

《初级耳和听力保健培训手册》

© 世界卫生组织 2023

**图书在版编目（CIP）数据**

初级耳和听力保健培训手册 / 世界卫生组织主编；韩德民主译 . -- 北京：人民卫生出版社，2024. 3
ISBN 978-7-117-35982-5

Ⅰ. ①初… Ⅱ. ①世… ②韩… Ⅲ. ①耳 – 保健 – 岗位培训 – 手册 ②听力保护 – 岗位培训 – 手册 Ⅳ. ① R764–62

中国国家版本馆 CIP 数据核字（2024）第 065603 号

| 人卫智网 | www.ipmph.com | 医学教育、学术、考试、健康，购书智慧智能综合服务平台 |
| --- | --- | --- |
| 人卫官网 | www.pmph.com | 人卫官方资讯发布平台 |

**初级耳和听力保健培训手册**
Chuji Er he Tingli Baojian Peixun Shouce

主　　译：韩德民
出版发行：人民卫生出版社（中继线 010-59780011）
地　　址：北京市朝阳区潘家园南里 19 号
邮　　编：100021
E - mail：pmph @ pmph.com
购书热线：010-59787592　010-59787584　010-65264830
印　　刷：北京印刷集团有限责任公司
经　　销：新华书店
开　　本：889×1194　1/32　印张：5
字　　数：117 千字
版　　次：2024 年 3 月第 1 版
印　　次：2024 年 5 月第 1 次印刷
标准书号：ISBN 978-7-117-35982-5
定　　价：39.00 元

打击盗版举报电话：010-59787491　E-mail：WQ @ pmph.com
质量问题联系电话：010-59787234　E-mail：zhiliang @ pmph.com
数字融合服务电话：4001118166　E-mail：zengzhi @ pmph.com

# 序　言

据世界卫生组织统计，目前每 5 个人中就有 1 个人患有听力损失，即全球约有 15 亿人。其中，超过 4.3 亿人需要听力康复服务。全球听力损失的发病率持续上升。预计到 2050 年，每 4 个人中就有 1 个人患有听力损失，超过 7 亿人需要进行听力康复。听力损失影响全年龄段的人群，约有 3 400 万儿童受到影响，60 岁以上的成年人中约 65% 有不同程度的听力损失。

许多引起耳病和听力损失的原因都是可以预防的，例如耳部感染或强声和噪声。及时治疗和康复可使患有耳病和听力损失患者受益。卫生工作者、全科医生、家庭医生和从事初级卫生保健的医生，是卫生保健服务的第一站。许多常见的耳和听力问题，都可由以上卫生工作者和医生进行诊断和处理。此外，卫生工作者还可以对听力损失患者做多方支持，并提升社区居民对听力损失的认识。《初级耳和听力保健培训手册》(以下简称"手册")旨在实现这一目标。

## ◎ 手册简介

本手册是一本关于预防、识别和管理听力损失以及引起听力损失常见耳病的实用指南。主要面向卫生机构或社区卫生服务中心的初级卫生保健工作者和医生。建议本手册由熟悉耳和听力问题及其评估和管理的培训师/讲师执行，随后附有相关培训师手册。本手册由一系列独立的章节组成，涵盖了以下主题。

每章的开始,都有对于关键知识点和专业术语的归纳,并向培训师提供使用建议。

对于首次使用的专业词汇,会在每一章开始时进行解释。每章都介绍了数种实操技能,旨在促进耳和听力问题在初级阶段的识别与管理。

## ◎ 手册制定

本手册基于循证原则制定。手册中描述的诊断步骤以及管理／转诊流程,基于以下各种信息来源。

- ·世界卫生组织指南和技术文档。
- ·已发表的高质量临床指南。
- ·系统综述和 Cochrane 综述。
- ·耳鼻喉科和听力学相关教科书。
- ·同行评审出版物。
- ·专家建议。

·利益相关方咨询。

·德尔菲调查。

## ◎ 如何使用初级耳和听力保健培训手册

听力保健项目协调员或负责初级保健工作的培训师,应首先查阅本手册的所有章节。卫生工作者的培训应贯穿所有章节,但每个章节也可以单独使用,可选择相关内容进行培训。

培训还应纳入各地区的重点相关内容。

·本地区的听力损失患病率。

·最常见的耳病。

·本地区的耳和听力保健服务的可行性。

·转诊中心。

# 致　谢

　　本手册由世界卫生组织牵头制定,在 Alarcos Cieza 和 Bente Mikkelsen 的指导下,由 Shelly Chadha(世界卫生组织防聋技术官员)和 Mahmood Bhutta(英国布莱顿和萨塞克斯医学院耳鼻喉科和可持续医疗保健中心主任)执笔。

　　为本手册的制定、审阅和实地验证作出贡献的技术工作组成员和外部审阅人员,包括 Arun Kumar Agarwal(印度毛拉纳·阿扎德医学院教授);Mazin Al Khabouri(阿曼卫生部耳和听力保健协调员);卜行宽(中国南京医科大学第一附属医院耳鼻咽喉科教授);Priya Carling(英国 Kent Hearing 公司听力学顾问兼主任);Patricia Castellanos de Muñoz(危地马拉 CEDAF 医疗主管,听力师);Oh Chunghyeo(KOICA 全球医生,斐济殖民战争纪念医院耳鼻喉科医生);Jackie Clark(全球听力健康联盟联合主席,美国得克萨斯大学听力学教授);Victor De Andrade(南非约翰内斯堡威特沃特斯兰德大学高级讲师,听力学专家);Carolina Der(智利发展大学路易斯·卡尔沃·麦肯纳医院耳鼻喉科教授);Uta Fröschl(CBM 国际耳鼻喉科顾问);Suneela Garg(印度毛拉纳·阿扎德医学院教授);Rachael Hapunda(赞比亚卫生部耳和听力保健协调员);Sally Harvest(CBM 国际耳和听力保健顾问);Linda Hood(美国范德比尔特大学医学中心听力和言语科学教授);Isaac Macharia(肯尼亚内罗毕大学耳鼻喉科教授);Norberto Martinez(菲律宾圣托马斯大学耳鼻咽喉头颈外科教授);Amarilis Meléndez(巴拿马圣托马斯医院耳鼻喉科主任);Serah Ndwega(肯尼亚内罗毕大学听力师);James O'Donovan(美国社区健康联盟研究部主任,英国诺森比亚大学公共卫生客座研究员);Hubert Ramos(菲律宾圣托马斯大学临床听力学项目负责人);Diego Santana-Hernández(CBM 高级耳和听力保健 CBID 顾问);Paige Stringer(美国儿童听力损失全球基金会创始人兼执行董事);De Wet Swanepoel(南非比勒陀利亚大学听力学教授);以及 George Tavartkiladze(俄罗斯医学继续职业教育学院临床听力学系主任,实验和临床听力学研究中心主任)。

以下世界卫生组织工作人员和顾问对技术内容及其审阅作出了贡献:Rajiv Bahl, Chitra Chander, Jean-Marie Dangou, Carolina Hommes, Jagdish Kaur, Chapal Khasnabis, Pallavi Mishra, Satish Mishra, Elick Narayan, Patanjali Dev Nayar, Karen Reyes, Hala Sakr, Yuka Sumi, Emma Tebbutt, and Tashi Togbay。

Lauren Anders Brown(纪录片导演)、Touch Sokdavy 和 Misha Verkerk(澳大利亚皇家阿尔弗雷德亲王医院耳科和颅底外科高级研究员)提供了摄像支持。

Simone de Ri jk(英国剑桥大学临床神经科博士生)为本手册所附读本的编写提供了支持。

CBM 国际和 Michael Chowen 先生为本手册的制定和实地验证提供了资金支持。

# 目 录

# 概　述

**讨论要点1**

你是否遇到过听力损失患者？成人还是儿童？患者面临什么问题？如何回应患者提出的问题？你的想法或感受是什么？

与小组成员及培训师进行讨论。

## 什么是听力损失和耳聋

听力损失患者无法像听力正常人一样听到声音。听力损失分为不同程度，从轻度到极重度不等，不同程度听力损失的信息，见附录1。轻度、中度或中重度听力损失患者，参与交谈时会有困难。双耳重度或极重度听力损失患者，如果没有听觉辅助技术的帮助，基本听不到任何声音。

> **注意事项**
>
> **耳聋**是指双耳重度或极重度听力损失，耳聋者只能听到非常大的声音或根本听不到。
>
> **重听**是指轻度至重度听力损失，重听者不能像听力正常者那样听得清楚。

## 人为什么需要听觉

听觉是交流的关键，尤其是口语，对于维持牢固的社交关系和精神健康至关重要。听力损失如果没有得到解决，会影响生活的许多方面，包括语言发展、认知、教育、生活和社交活动。

重度听力损失儿童如不进行康复训练，难以进行交流。先天性听力损失儿童或语前聋儿童，如不经过特殊训练，就无法习得语言或手语。如没有及时发现和解决听力损失问题，听力损失儿童很可能会在家庭、学校，与朋友相处和学习过程中遇到困难。

此外，沟通和语言对大脑发育至关重要。如听力损失儿童没有得到及时干预，整体发展会受到影响。

包括老年人在内的成年人，如果听力损失没有得到解决，往往会出现很难与朋友、家人或其他人进行面对面或电话沟通的情况，并会变得孤独和沮丧。如果听力损失没有得到合理处置，人们在寻找工作或就业方面可能会面临问题。

---

**注意事项**

婴儿的听力损失如得不到解决，会导致以下问题。

1. 沟通方面的问题。

2. 言语发育困难或欠佳。

3. 学习困难和学习成绩差。

4. 很难交到朋友。

**未解决的儿童听力损失**，会影响以下方面。

1. 说话。

2. 在学校的表现。

3. 全面发展。

4. 自尊心。

**有听力损失的成人**可能出现以下情况。

1. 难以就业或维持工作。

2. 被社会歧视。

3. 感到孤立无援。

4. 变得抑郁。

## 早期发现可以解决听力损失问题

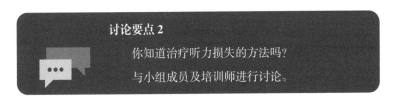

**讨论要点 2**

你知道治疗听力损失的方法吗?

与小组成员及培训师进行讨论。

　　耳病和听力损失的早期诊断至关重要。几乎每个耳病或听力损失患者都会从及时和适当的行动中受益。

　　**★听力损失儿童可受益于以下方面**

· 使用助听器或人工耳蜗。

· 使用其他可改善沟通的技术,如学校的环路系统。

· 康复,如听觉和言语训练。

· 唇读和使用手语。

· 对家庭成员进行适当培训。

　　**★有听力损失的成人可受益于以下方面**

· 使用助听器或人工耳蜗。

· 使用其他辅助性设备。

· 听觉康复。

· 唇读和使用手语。

　　**★耳病患者通常可以通过以下方法进行治疗**

· 用药。

· 手术。

· 使用助听器或人工耳蜗。

**耳病的主要症状**

　　本手册的不同章节提供了信息和资源,可在社区成员中尽早发现这些问题。本手册还将提供常见的耳部问题的治疗方法,以及应何时将患者转诊至专科医生处。

## 可预防的听力损失和耳聋

　　据统计,儿童听力损失 60% 是可预防的。可采取多种措施来帮助预防儿童和成人的听力损失。

- 确保接种风疹、麻疹、腮腺炎和流行性乙型脑炎疫苗。
- 确保母婴在产前、产中和产后得到优质健康的照护。
- 治疗耳部感染和其他耳部问题,如耵聍。
- 保护听力,不受工作和环境的强声影响。
- 听高音量音乐时应保护听力。
- 了解损害听力的药物。应询问医生所开药物是否会影响听力以及了解如何避免损害。
- 遵循健康的用耳习惯(关于"应该"和"不应该",见第9章)。

## 耳和听力问题诊断和管理

**讨论要点 3**

你所在社区由谁负责管理耳和听力问题?

与小组成员及培训师进行讨论。

许多医务工作者都可参与到耳和听力问题的诊断、治疗、康复中来。

· **听力师**　检查听力,并可提供听力问题的干预或康复,包括助听器验配或人工耳蜗调试。

· **耳鼻喉科医生 / 耳鼻喉专科医生**　专门治疗耳、鼻、咽喉疾病的医生。

· **言语治疗师和聋校教师**　为听力损失患者提供言语、语言训练和教育指导。

· **全科医生、家庭医生或初级保健医生**　可识别耳病和听力损失并进行治疗。

· **初级保健工作者**　接受过常见耳病诊断和治疗的培训。

所有医疗工作者都应该与患者及其家人一起解决听力损失或耳病。

# 第 1 章

**听觉机制和耳的解剖结构**

## ■ 培训前测试

### 第1章　听觉机制和耳的解剖结构

| 问题 | 正确 | 错误 | 不知道 |
|---|---|---|---|
| 耳廓由覆盖着皮肤的软骨组成,有一定的弯曲度 | | | |
| 耳屏阻挡耵聍排出外耳道 | | | |
| 正常外耳道是一个笔直的管道,它的表面像口腔黏膜一样湿润 | | | |
| 鼓膜位于外耳道的末端 | | | |
| 听小骨将声音的振动从鼓膜传导至耳蜗(听觉感受器) | | | |
| 咽鼓管连接中耳腔和鼻后部 | | | |
| 中耳腔充满了黏液,有助于保持正常听力 | | | |
| 耳蜗(听觉感受器)内含毛细胞,将声音的振动转化为神经信号 | | | |
| 与平衡有关的器官,称为前庭系统 | | | |
| 耳部感染会导致面部活动不对称(面瘫) | | | |
| **得分** | | | |

## ■ 学习目标

在本章结束时,学员应该能够
掌握以下知识。

· 认识并说出耳的各个部位。
· 理解耳的结构。
· 解释耳不同部位的功能。
· 解释声音在耳内传播的路径。
· 解释人是如何听到声音的。

## ■ 术　语

· 听力师
· 听神经(蜗神经和前庭神经)
· 耳蜗(听觉器官)
· 外耳道

· 耳膜(鼓膜)
· 面神经
· 毛细胞(感觉细胞)
· 重听
· 内耳
· 中耳
· 中耳腔
· 听小骨——锤骨、砧骨、镫骨
· 外耳
· 耳廓
· 声音振动
· 耳屏
· 耵聍

---

### 讨论要点 1.1

列出一些喜欢的和不喜欢的声音,与大家
讨论。

为什么喜欢或不喜欢这些声音?

这些声音是如何听到的?

与小组成员及培训师进行讨论。

---

## 1.1　耳的结构

耳由以下三部分组成(图 1-1)。

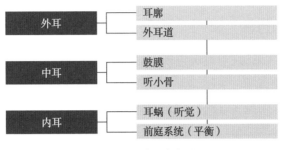

图 1-1　耳的三个部分

## 1.2　外耳的结构和功能

### 外耳的结构

**耳廓**和**外耳道**共同构成了外耳(图 1-2 和图 1-3)。

耳廓由覆盖着皮肤的软骨组成。耳廓的前部为耳屏。耳廓收集声音并将其传入外耳道。

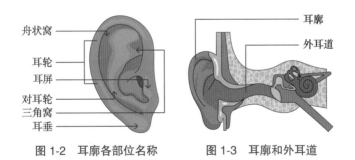

图 1-2　耳廓各部位名称　　　图 1-3　耳廓和外耳道

### 练习1.1　检查外耳

从小组中选择一个伙伴,轮流检查对方的耳部。

操作时,在下面的表格中标出对每个问题的回答。

| | 右耳 | | 左耳 | |
|---|---|---|---|---|
| | 是 | 否 | 是 | 否 |
| 能看到耳廓吗 | | | | |
| 能看到耳屏吗 | | | | |
| 能看到外耳道入口吗 | | | | |
| 外耳道是开放的吗 | | | | |
| 能在外耳道的入口处看到绒毛吗 | | | | |
| 双耳看起来正常吗 | | | | |

　　**外耳道**是一个由皮肤组成的管道,通向**鼓膜**。外耳道外部的皮肤有绒毛覆盖,皮肤下面是软骨。外耳道深处的皮肤很薄,没有绒毛覆盖,并且附着于骨质。如果触及较深的皮肤,会有痛感。

　　外耳道会产生黄色或棕色的耵聍。耵聍可起到清洁作用,并通常可由外耳道自行排出。

### 外耳的功能

　　耳廓收集的声音经由外耳道传到鼓膜,使鼓膜振动。

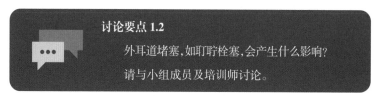

**讨论要点 1.2**

外耳道堵塞,如耵聍栓塞,会产生什么影响?
请与小组成员及培训师讨论。

## 1.3 中耳的结构和功能

### 中耳的结构

外耳道通向鼓膜。鼓膜是一层薄膜,分隔外耳和中耳。中耳位于鼓膜里面,为含气空腔。中耳内有三块听小骨(图1-4),分别称为锤骨、砧骨和镫骨。

可用耳镜观察中耳的情况(图1-5)。

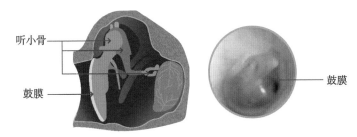

图 1-4 鼓膜和听小骨示意图    图1-5 耳镜所见正常右侧鼓膜

咽鼓管是连接中耳与鼻后部的通道(图1-6),用于维持中耳压力。如果咽鼓管堵塞,如感冒时,耳内就会有闷堵感,甚至是疼痛感。

---

📝 **注意事项**

只有在中耳腔充满空气的情况下,声音才能通过中耳传导。

---

中耳也与乳突相连,乳突是位于耳廓后方的骨头(图1-7)。中耳感染可以扩散到乳突。

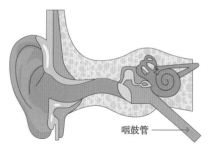

图 1-6 咽鼓管

咽鼓管 ——

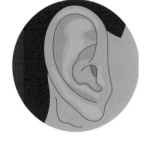

图 1-7 乳突

---

**练习 1.2 讨论**

在 3~4 个人的小组中,讨论以下几点。

· 鼓膜的作用是什么?

· 什么情况下可能损伤鼓膜?

与小组成员及培训师进行讨论。

---

## 中耳的功能

声音通过外耳道传到鼓膜,经三块听小骨振动传入内耳的耳蜗,引起内耳的液体振动。

---

**讨论要点 1.3**

如果听小骨不能振动,你认为会发生什么?

什么原因会导致听小骨不振动?

与小组成员及培训师进行讨论。

## 1.4 内耳的结构和功能

### 内耳的结构

内耳由两部分组成,耳蜗和前庭系统(图 1-8)。

1.**耳蜗**处理声波的振动,负责听觉。

2.**前庭系统**负责平衡。

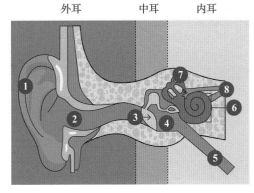

外耳　　　　中耳　　　　内耳

**要点**
1.耳廓
2.外耳道
3.鼓膜
4.鼓室
5.咽鼓管
6.耳蜗
7.前庭系统
8.听神经（蜗神经）

图 1-8　内耳的各个部分

耳蜗里充满了液体,并有一层具有精细结构的膜,里面有微小的毛细胞。这些毛细胞都与听觉神经相连。前庭系统也充满了液体,帮助我们保持平衡。前庭系统出现问题会使我们感到头晕。

### 内耳(耳蜗)的功能

听小骨的振动导致液体振动,这些振动被毛细胞接收,毛细胞将声音的振动转变为微小的神经电信号。然后,这种信号沿听觉神经传到大脑。

## 1.5　面神经

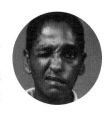

每侧面部都有一束面神经,支配该侧面部肌肉的运动。面神经走行穿过耳部,因此某些耳部疾病会影响面神经。例如,中耳感染有时会导致面瘫(面部活动不对称,图1-9)。

图 1-9　左侧面瘫

## 1.6　如何听到声音

耳帮助我们聆听。耳收集声音,并将振动转变为电信号,然后传送到大脑。当电信号到达大脑时,我们就会听到声音。耳的所有部分都正常,才能拥有良好的听力(图1-10)。耳也可以帮助我们维持平衡。

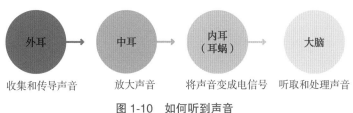

| 外耳 | 中耳 | 内耳<br>(耳蜗) | 大脑 |
|---|---|---|---|
| 收集和传导声音 | 放大声音 | 将声音变成电信号 | 听取和处理声音 |

图 1-10　如何听到声音

## ■ 培训后测试

### 第 1 章　听觉机制和耳的解剖结构

| 问题 | 正确 | 错误 | 不知道 |
|---|---|---|---|
| 耳廓由覆盖着皮肤的软骨组成,有一定的弯曲度 | | | |
| 耳屏阻挡耵聍排出外耳道 | | | |

续表

| 问题 | 正确 | 错误 | 不知道 |
|---|---|---|---|
| 正常外耳道是一个笔直的管道,它的表面像口腔黏膜一样湿润 | | | |
| 鼓膜位于外耳道的末端 | | | |
| 听小骨将声音的振动从鼓膜传导至耳蜗(听觉感受器) | | | |
| 咽鼓管连接中耳腔和鼻后部 | | | |
| 中耳腔充满了黏液,有助于保持正常听力 | | | |
| 耳蜗(听觉感受器)内含毛细胞,将声音的振动转化为神经信号 | | | |
| 与平衡有关的器官,称为前庭系统 | | | |
| 耳部感染会导致面部活动不对称(面瘫) | | | |
| **得分** | | | |

# 第 2 章

# 评估耳和听力问题

## ■ 培训前测试

### 第2章 评估耳和听力问题

| 问题 | 正确 | 错误 | 不知道 |
|---|---|---|---|
| 耳痛可能因外耳或中耳的急性感染所致 | | | |
| 儿童在学校表现欠佳可因听力损失造成 | | | |
| 耵聍栓塞可导致耳闷,但不会引起耳痛 | | | |
| 慢性耳部感染可引起耳部钝痛或闷堵 | | | |
| 无耳镜就不能检查鼓膜 | | | |
| 恶臭味的耳溢液预示有严重耳部感染 | | | |
| 耳镜是一种用于检查听力损失的器具 | | | |
| 不应自行清理耳溢液,因为这可能会引起耳痛 | | | |
| 如检查时造成患者外耳道轻微损伤,应立即转诊至专科医生处 | | | |
| 将热油倒入耳内等家庭疗法是有害的,切记不要使用 | | | |
| 得分 | | | |

## ■ 学习目标

**在本章结束时,学员应该能够掌握以下知识。**

1. 常见的耳部不适以及可能提示的耳病。

2. 有耳或听力问题时如何采集病史。

3. 如何使用耳镜检查耳部,以及可能的检查结果。

## ■ 实操技能

1. 实操 A  病史采集。

2. 实操 B  耳部检查。

## ■ 所需材料和器具

1. 笔和纸。

2. 带窥耳器的耳镜。

## ■ 术  语

· 灯泡

· 电池

· 眩晕

· 鼓膜穿孔

· 耳卫生

· 胶耳

· 病史

· 耳痒

· 耳部疾病的主要症状——听力损失、耳溢液、耳痛

· 耳溢液

· 耳镜

· 转诊

· 窥耳器

· 耳鸣

**讨论要点 2.1**

1. 你自己是否曾有过耳部问题?

2. 向大家描述自己的耳部问题。

3. 耳部问题是如何诊断和处理的?

听力评估是完整的耳和听力检查的一个重要部分(见第 7 章)。评估耳和听力问题有以下三个步骤(图 2-1)。

1. 采集耳和听力问题相关病史。

2. 耳部检查。

3. 听力测试(见第 7 章)。

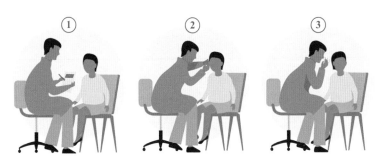

图 2-1 评估耳和听力问题的三个步骤:病史采集、耳部检查、听力测试

## 2.1 耳和听力问题最常见的症状

患者常见耳和听力问题,在社区中最常见的症状如下。

### 耳部疼痛(耳痛)

**急性耳痛的可能原因**

1. **外耳道急性感染(急性外耳道炎)** 耳痛可伴有耳溢液,有时还伴有发热。

2. **中耳急性感染(急性中耳炎)** 耳痛常常伴有发热,有时还伴有耳溢液。

3. **耵聍** 坚硬的、栓塞的耵聍在某些情况下会导致严重耳痛。

4. **异物** 儿童误将异物塞进耳部,可能会伤及外耳道或鼓膜,造成急性耳痛。

5. **耳部外伤** 如掌掴也可造成耳痛。

**长期耳部钝痛或耳闷的可能原因**

1. 外耳道慢性感染。

2. 胶耳,即中耳积液。

疼痛有时发生在耳部,而实际上是源于下颌、牙齿、颈部或咽喉。通过对耳部的检查,可以确定耳部疼痛是由耳部疾病引起的,还是有其他原因。

---

📋 **注意事项**

如果耳部检查正常,必须检查可能引起耳痛的其他部位。必要时转诊至专科医生处。

---

## 耳溢液(耳漏)

耳溢液,或称耳漏,是指从耳部流出的脓液或液体,通常是由于外耳或中耳感染所致。耳溢液可表现为白色、黄色、绿色或棕色。有时耳溢液中带血,有时耳溢液有臭味,这提示可能有严重感染(如胆脂瘤)。

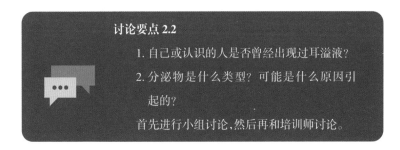

**讨论要点 2.2**

1. 自己或认识的人是否曾经出现过耳溢液?

2. 分泌物是什么类型? 可能是什么原因引起的?

首先进行小组讨论,然后再和培训师讨论。

> **注意事项**
>
> 在给患者检查和用药之前,应清洁耳溢液(见实操 D)。

## 听力损失

听力损失在不同年龄段有不同的表现形式。成年人有时会察觉到自己的听力有损失。然而,如果听力损失是逐渐发生的,自身意识不到,可能是朋友或家人注意到他/她的听力欠佳或说话声音比平时大,才会被发现。

听力损失可能表现为社会孤立。由于无法听懂对话,开始回避诸如家庭或社交聚会等场合。

儿童一般是由父母发现其听力不好,或者与同龄儿童相比,语言发育不良或言语发育迟缓,而带去看医生。言语发育迟缓可能是听力损失造成的。

对于学龄儿童,父母可能会说儿童在学校表现欠佳,或者注意力不集中。这些都可能是听力损失的迹象,对于这种情况,检查儿童的听力非常重要。

### 耳部问题的其他迹象和症状

1.**耳部听到声音** 如嗡嗡声、哨声或铃声,而外部没有任何声源,这称为"耳鸣"。耳鸣可由听觉系统的任何部位出现问题而引起,通常是噪声性聋的首发症状。有时,耳鸣可能令人非常痛苦并持续存在,进而影响患者的听力和生活质量。

2.**头晕** 会使人感到不稳或觉得自己可能会摔倒。头晕可能是耳部疾病的一个症状,尽管也可能是由身体其他部位的问题引起的。

3.**耳痒** 是一种常见的主诉,可能是由于外耳道干燥或耵聍堆积所致。严重的耳痒可能是由真菌感染或影响外耳道的皮肤疾病所致。应该进行耳部检查。

实操 A 详细介绍了如何对有耳和听力问题的患者进行病史采集(图 2-2)。

**耳部疾病的主要症状**

1. 听力损失。
2. 耳溢液。
3. 耳痛。

---

### 实操 A 患者病史采集

**介绍**

病史采集是诊断耳和听力问题的第一步。实操 A 提供了病史采集的内容以及如何询问的指导(图 2-2)。

**材料**

· 笔和纸

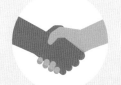

图 2-2 耳和听力问题病史采集

**步骤**

1. 向患者进行自我介绍,询问患者的姓名和年龄。询问他们是否在学习或工作,如果在工作,询问其从事何种工作。

2. 询问耳部有什么问题,包括听力损失、耳溢液、耳痛或其他。

3. 记录患者描述的全部症状的细节,以及是单耳还是双耳受影响。

4. 如有听力损失方面的主诉,请询问以下内容。

   · 有多长时间了?

   · 是什么时候开始的?

   · 是否伴有耳内持续的铃声或嗡嗡声(耳鸣)?

   · 是否有长期、高强度的噪声暴露史(如在工厂工作)?

   · 是否有住院或长期药物治疗史?

5. 如有耳溢液,请询问以下内容。

   · 什么时候开始有分泌物的?

   · 多久出现一次(是只有这一次,还是几个月、几个星期或每天)?

   · 分泌物看起来像透明液体还是黄色脓液?

   · 耳溢液中是否带血?

   · 耳溢液是否有臭味?

6. 如有耳痛,请询问以下问题。

   · 耳痛有多久了?

   · 是一直有,还是偶尔出现?

·有多严重?

·疼痛只发生在耳内,还是在下颌、颈部或口腔?

7. 询问其他症状,如头晕、耳内有声音(耳鸣)或耳痒。

8. 在纸上记录病史。为了同时记录病史和检查结果,可使用附录 2 中提供的患者记录表。与检查有关的细节,见实操 B。

---

📝 **注意事项**

询问患者是否曾把异物放入耳内,或使用过任何家庭疗法(如热油)。

---

### 练习 2.1 采集病史(续实操 A)

1. 选择搭档。

2. 在本次练习中,一人扮演患者的角色,另一人则扮演为患者采集病史的卫生人员。然后进行角色互换。

3. 培训师提供一份患者记录表,详细介绍耳和听力问题。

4. 扮演患者角色者,熟悉患者记录表中描述的问题。

5. 扮演卫生人员角色者,询问耳和听力问题,"患者"扮演者根据患者记录表中列出的问题进行回答。

6. 然后,双方角色互换。

在角色扮演中,如实操 A 中所描述的,需要详细了解患者病史细节,以充分掌握耳和听力问题(如同现实发生的情况),可使用附录 2 中提供的患者记录表。

## 2.2 耳病的检查

患者病史采集完毕后,检查双耳。

1. 首先,检查前务必洗手。

2. 检查耳廓。

3. 使用耳镜,检查外耳道和鼓膜,称为耳镜检查(见实操 B)。耳镜检查有助于诊断外耳道、中耳和鼓膜的问题。

4. 即使患者只主诉单耳,也要确保检查双耳。首先检查"正常"耳。

## 2.3 识别儿童和成人听力损失

检查完双耳后,必须测试患者听力。根据患者年龄,采用不同测试方法。见第 7 章听力测试的详细说明。

**实操 B 耳部检查**

**介绍**

耳部检查包括检查外耳道和鼓膜。

需要一个耳镜。将耳镜的光照进外耳道,放大镜将图像放大。耳镜有多个种类,有些耳镜可以连接到电脑或手机上,可记录所见图片或视频。

**设备**

1. 耳镜(图 2-3)。

2. 不同尺寸的窥耳器。

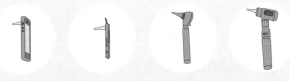

图 2-3 不同类型的耳镜

耳镜需要配套窥耳器。窥耳器是耳镜观察外耳道的附件,通常由塑料制成。需要确保每个患者使用干净的窥耳器。

**流程**

1. 首先,务必洗手。

2. 询问患者是否可以检查他们的耳部,以及是否有任何疼痛。

3. 确保患者是坐着的,并且检查者与患者处于同一高度。

4. 检查耳廓和耳廓周围。检查者要确保检查耳廓后部,查看是否有肿胀、发红或疼痛。查看是否有手术瘢痕。瘢痕最常见的部位是耳廓后面或前面。

5. 在耳镜检查前,牵拉患者耳廓,观察是否有疼痛感。当检查者触摸耳部或放入耳镜时,要注意观察患者是否有任何面部肌肉抽搐或疼痛的迹象。此外,还要查看是否有明显的耳溢液。如果有耳溢液,需要在耳镜检查前将其清理干净(见实操 D)。

6. 确保耳镜的灯亮着。如果不亮,需要更换电池或重新充电,或更换灯泡。

7. 将窥耳器放在耳镜上。窥耳器头有不同尺寸,应使用最适合患者外耳道的窥耳器头。检查前,应用棉球和消毒剂清洁窥耳器头。

8. 如果检查患者右耳,应用右手拿耳镜,如果检查患者左耳,应用左手拿耳镜。应像拿笔一样拿耳镜(见图 2-4)。

9. 外耳道有一个自然弯曲,向上向前,指向眼睛方向。用没有拿耳镜的那只手,向后和向上牵拉耳廓,使外耳道变直(图 2-5)。对于儿童,要把耳廓向后下

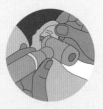

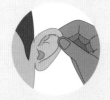

图 2-4　放入耳镜　　图 2-5　拉直外耳道

方牵拉(不要向上牵拉)。在耳镜检查过程中,要保持好耳廓的位置 (图 2-4)。

10. 将带窥耳器的耳镜,向上和向前(指向眼睛方向)轻轻放入外耳道,以便看到鼓膜。不要将窥耳器放入外耳道深处。理想状态为放入深度不能超过窥耳器头的一半。将一个手指抵住患者颧骨,帮助保持耳镜的稳定(图 2-4)。

窥耳器接触外耳道深部皮肤(没有绒毛的皮肤)可能会对患者造成损伤。如果患者感到疼痛,请立刻停止。疼痛可能是因为窥耳器的方向不正确或插入太深而引起,也可能是外耳的感染所引起。

11. 检查外耳道是否有耳溢液、肿胀、耵聍、异物或其他问题(见第 3 章)。

12. 观察鼓膜。如果看不到鼓膜,可能是因为耵聍或脓液挡住了视线,或者是因为耳镜的位置不正确。轻轻调整耳镜的位置,确保是向前和向上的(指向眼睛方向)。

13. 如果有大量耵聍或脓液,需要进行耳部冲洗或干式清洁(见实操 C 和实操 E)。

14. 当看到鼓膜时,请识别其结构。鼓膜是否正常(图 2-6)? 是否为红色的? 鼓膜是否穿孔(图 2-7、图 2-8)? 是否内陷? 是否有胆脂瘤(见第 4 章和第 5 章)?

15. 结合检查结果和患者病史进行诊断。附录 3 可以提供帮助。

16. 在完成检查后,用棉球和消毒剂清洁窥耳器。

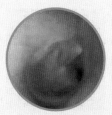 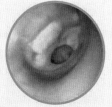 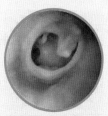

图 2-6　正常鼓膜　　图 2-7　鼓膜小穿孔　　图 2-8　鼓膜大穿孔

**注意事项**

对于小龄儿童，最好让其坐在陪同成人的膝盖上。

让成人将孩子的双腿夹住，并用一只手握住孩子双手。然后再将孩子的头部侧靠在成人的胸前，保持耳部通畅，以便进行耳镜检查(图 2-9)。最后将孩子转过来，检查另一耳。

在耳镜检查过程中，有时可能会意外损伤外耳道皮肤。如果发生这种情况，会造成患者耳痛，当时可能会出血。多数情况下，这种损伤会自行愈合。

有时可能不确定看到的是什么，或者无法完成检查。在这种情况下，尤其是患者主诉有耳部或听力问题，应转给医生。如有必要，医生可将患者再**转诊**给专科医生。

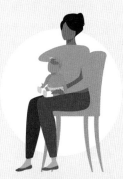

图 2-9　抱着小龄儿童
进行耳部检查

## 在没有耳镜的情况下，如何进行耳部检查

在没有耳镜的情况下，不要放弃尝试外耳道和鼓膜检查。通过一定的技巧练习，可以用手电筒的光线来观察耳部（图2-10），流程如下。

1. 首先，务必洗手。

2. 征询患者同意。

3. 一只手轻轻将耳廓向后、向上牵拉（如果是小龄儿童，则向后、向下牵拉），以拉直外耳道。

4. 另一只手的手指轻轻将耳屏向前牵拉，暴露外耳道口。

5. 让助手用灯光照着外耳道。

6. 帮助检查者观察外耳道情况。

(1) 耵聍。

(2) 肿胀和发红。

(3) 耳溢液。

(4) 外耳道异物。

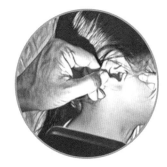

图 2-10　在没有耳镜的情况下如何进行耳部检查

---

**练习 2.2　耳部检查（在实操 B 后实施）**

1. 在此练习中，培训师将学员分组，每组分配一个耳镜供检查使用。

2. 学员们互相检查耳的不同部位，每次重点检查耳的一个部位。由检查学员填写患者记录表的相应部分（表2-1）。

(1)耳廓。

(2)耳屏。

(3)乳突。

(4)外耳道。

(5)鼓膜。

3. 在没有耳镜的情况下先检查上述耳的不同部位,然后再用耳镜进行检查。

4. 填写患者记录表。检查一侧或两侧耳,并描述检查结果。

表 2-1　耳部检查表

| | 左耳 | 右耳 |
|---|---|---|
| 耳廓 | □ 正常<br>□ 异常<br>如异常,请描述所见情况 _____ | □ 正常<br>□ 异常<br>如异常,请描述所见情况 _____ |
| | 按压耳屏时是否疼痛<br>□ 是<br>□ 否 | 按压耳屏时是否疼痛<br>□ 是<br>□ 否 |
| 外耳道 | □ 正常<br>□ 异常<br>如异常,描述所见情况 _____ | □ 正常<br>□ 异常<br>如异常,请描述所见情况 _____ |
| 鼓膜 | 描述鼓膜所见情况 | 描述鼓膜所见情况 |
| | 正常或异常 | 正常或异常 |
| 乳突 | □ 正常<br>□ 异常<br>如异常,请描述所见情况 _____ | □ 正常<br>□ 异常<br>如异常,请描述所见情况 _____ |

## ■ 培训后测试

### 第 2 章　评估耳和听力问题

| 问题 | 正确 | 错误 | 不知道 |
|---|---|---|---|
| 耳痛可能因外耳或中耳的急性感染所致 | | | |
| 儿童在学校表现欠佳可因听力损失造成 | | | |
| 耵聍栓塞可导致耳闷,但不会引起耳痛 | | | |
| 慢性耳部感染可引起耳部钝痛或闷堵 | | | |
| 无耳镜就不能检查鼓膜 | | | |
| 恶臭味的耳溢液预示有严重耳部感染 | | | |
| 耳镜是一种用于检查听力损失的器具 | | | |
| 不应自行清理耳溢液,因为这可能会引起耳痛 | | | |
| 如检查时造成患者外耳道轻微损伤,应立即转诊至专科医生处 | | | |
| 将热油倒入耳内等家庭疗法是有害的,切记不要使用 | | | |
| 得分 | | | |

第 3 章

# 外耳:诊断、治疗及转诊

## ■ 培训前测试

### 第3章 外耳: 诊断、治疗及转诊

| 问题 | 正确 | 错误 | 不知道 |
|---|---|---|---|
| 有的人耳廓前有一个小"洞",而且可能合并感染 | | | |
| 应使用耳镜对耳廓进行检查 | | | |
| 外耳道感染引起的疼痛在按压耳屏时会加剧 | | | |
| 应定期用棉签或棉棒清洁外耳道,以保持外耳道的清洁 | | | |
| 耵聍不会自行从外耳道排出,必须人工清除 | | | |
| 外耳道内的异物需要取出 | | | |
| 可用温开水清洗外耳道以清洁耵聍 | | | |
| 可使用抗生素治疗外耳道炎 | | | |
| 在使用滴耳液后,有时嘴里会有苦味 | | | |
| 当发现患者有外耳畸形时,必须对其进行听力测试 | | | |
| 得分 | | | |

## ■ 学习目标

**在本章中,学员将了解以下内容。**

1. 外耳的常见疾病,包括耳廓和外耳道疾病。

2. 清理耳溢液及异物的方法。

3. 在社区卫生服务层面可以采取哪些方法来处理外耳相关问题。

4. 哪些处置需要由耳鼻喉专科医生进行。

5. 何时需要将外耳疾病的患者转诊至耳鼻喉专科医生。

## ■ 实操技能

1. 实操 C　外耳道冲洗

2. 实操 D　外耳道干式清洁

3. 实操 E　外耳道滴药

## ■ 所需材料和器具

1. 耳镜(含窥耳器)。

2. 干净的水,最好是煮沸过的。

3. 20mL 注射器(不含针头)。

4. 弯盘或其他合适的容器。

5. 纸巾。

6. 滴耳液。

7. 有外耳常见疾病的患者(以供示范)。

8. 棉球和外耳道专用细棉签。

## ■ 术语

· 耳保健

· 软骨

· 耳廓畸形

· 外耳道异物

· 真菌性外耳道炎

· 耳廓血肿

· 耳廓感染

· 耳廓损伤

· 外耳道炎

· 耳前瘘管

· 耳廓肿胀

· 耳屏

· 滴耳液治疗

· 外耳道冲洗

· 耵聍

## 3.1 外耳的结构和功能

回顾第 1 章,复习耳的结构和功能。

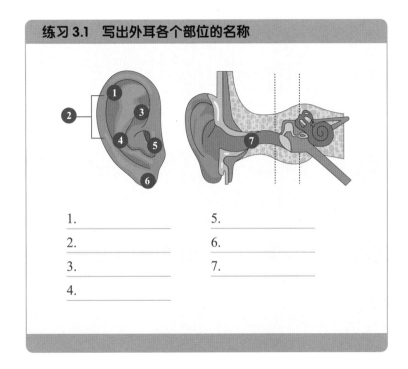

**练习 3.1 写出外耳各个部位的名称**

1. _____    5. _____

2. _____    6. _____

3. _____    7. _____

4. _____

**讨论要点 3.1**

1. 耵聍从何处来,又起到什么作用?

2. 如果耵聍堆积在外耳道内会发生什么?

与小组成员及培训师进行讨论。

## 3.2　检查外耳时，能看到什么

　　检查耳廓和外耳道时，可能
是正常的(图 3-1)，也可能发现一
些异常情况。表 3-1 介绍了几种
检查耳廓或外耳道时可能发现的
问题。

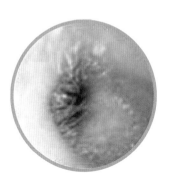

图 3-1　正常外耳道

表 3-1　检查外耳时可能发现的问题

| | 看到了什么 | 说明了什么 |
| --- | --- | --- |
| 耳廓 | 观察耳廓的正面和背面——未见异常 | 耳廓正常 |
| | · 耳廓皮肤上有一个疖子或一处溃疡<br>· 耳廓肿胀<br>· 耳廓前有一个小"洞"，可能合并感染<br>· 耳廓损伤<br>· 耳廓畸形甚至无耳廓<br>· 耳廓的其他问题 | 耳廓的问题(图 3-2) |
| 外耳道 | 耳镜检查外耳道未见异常，可见鼓膜 | 外耳道正常 |
| | · 外耳道闭锁<br>· 外耳道有耵聍堵塞<br>· 外耳道有异物<br>· 外耳道有大量分泌物<br>· 外耳道皮肤感染<br>· 外耳道真菌感染<br>· 外耳道的其他问题 | 外耳道的问题(表 3-2) |

## 3.3　耳廓的问题

　　检查耳廓时，会看到某些异常情况。

## 耳廓的问题:发现和处理

### 浅表的皮肤感染——溃疡

1.通过清洁溃疡面和涂抹皮肤消毒剂进行治疗。有些患者可能需要应用抗生素治疗。

2.用清洁的器具和适当的药物进行治疗。要求患者复诊检查。

> ⚠ **有慢性疾病的患者应该转诊。**

### 耳廓的肿胀可能是由于感染或血肿造成的

血肿是皮下血液聚集造成的,需要尽快引流。感染通常伴有疼痛,局部发红和压痛(触痛)。耳廓感染的后果可能很严重,因此耳廓感染的患者应紧急转诊至医院治疗。耳廓血肿,需要转诊进行引流和抗生素治疗(图 3-2)。

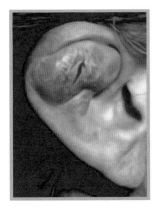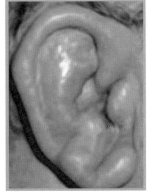

图 3-2　耳廓血肿

> ⚠ **如果不确定如何处置，请将患者转诊。**

如果患者无法立即转诊至专科就诊，可以先使用抗生素（各国关于使用处方药的规定各不相同，卫生工作者应确保遵守国家和地方的法规和政策）。

## 耳廓损伤

如果伤势较轻（如皮肤划伤），进行适当的清洁和包扎处理。要求患者每日复查，直到伤口痊愈。

---

📋 **注意事项**

如果是贯通软骨或外耳道的严重损伤，或严重烧伤，应将患者转诊至医院治疗。

---

### 耳前瘘管（耳廓前的小"洞"）

如无感染，则不需要治疗。耳前瘘管的感染可能会导致疼痛、肿胀、压痛和有分泌物（图 3-3）。

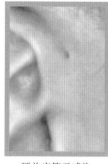 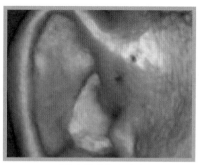

耳前瘘管无感染　　　　　耳前瘘管感染和肿胀

图 3-3　耳前瘘管

如耳前瘘管感染,应该进行如下操作。

1. 立即使用抗生素治疗并转诊至专科医生。

2. 要求患者每日复查。

**耳廓畸形**

有时耳廓的形态异常,或者非常小,甚至耳廓缺如。畸形可能伴或不伴听力损失(图 3-4)。

检查有无听力损失并**转诊**。

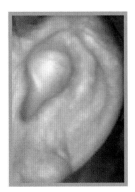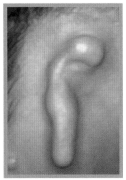

图 3-4  耳廓畸形(小耳畸形)

---

📋 **注意事项**

如果耳前瘘管感染,需要手术治疗。当急性感染消退或感染迁延不愈时,请**转诊**至耳鼻喉专科。

---

**练习 3.2  耳廓检查**

检查耳廓时,能看到什么?

观察实操对象的双耳并检查耳廓。在下面的检查表上标出各项检查结果。

| 耳廓检查 | 左耳 | | 右耳 | |
|---|---|---|---|---|
| 耳廓周围或耳廓皮肤是否有感染 | 是 | 否 | 是 | 否 |
| 耳廓是否肿胀或发红 | 是 | 否 | 是 | 否 |
| 耳廓是否有损伤 | 是 | 否 | 是 | 否 |
| 耳廓前面是否有小"洞" | 是 | 否 | 是 | 否 |
| 这个"洞"是否有感染 | 是 | 否 | 是 | 否 |
| 耳廓是否畸形 | 是 | 否 | 是 | 否 |
| 耳廓是否有脓肿 | 是 | 否 | 是 | 否 |
| 是否还有其他不能确定的异常情况 | 是 | 否 | 是 | 否 |
| 耳廓是否正常 | 是 | 否 | 是 | 否 |
| 耳廓是否缺如 | 是 | 否 | 是 | 否 |

与培训师讨论所看到的异常情况以及遇到的任何问题。

## 3.4 外耳道的问题

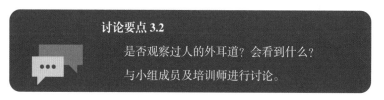

**讨论要点 3.2**

是否观察过人的外耳道？会看到什么？

与小组成员及培训师进行讨论。

可用耳镜检查外耳道（见实操 B）。如无耳镜，也可用手电筒检查（见第 2 章）。

请记住，双耳均需要检查（即使患者只主诉单侧耳有问题）。表 3-2 介绍了常见的外耳道问题和处理方法（图 3-5）。

表 3-2　外耳道的常见问题及其处理方法

| | 临床表现 | 治疗及转诊 |
|---|---|---|
| 异物 | 外耳道可见异物,如珠子、铅笔尖、小棍、昆虫、种子或其他<br>**常见主诉**<br>· 有意或无意将异物放入外耳道<br>· 耳痛,有时可没有任何主诉 | 大多数异物可以通过外耳道冲洗取出(见实操 C)。但是,某些异物需要谨慎处理<br>**种子**:如进行外耳道冲洗,种子可能会在外耳道内膨胀。此时,应将患者尽快转诊至专科医生处进行处理<br>**昆虫**:可能无法通过冲洗而清除。此时,卫生工作者应首先使用干净的油,灌入外耳道淹死昆虫,然后再进行外耳道冲洗<br><br>**注意事项**<br>1. 如果不能安全地取出异物,请转诊至专科医生处。<br>2. 不要试图使用钩子或其他锋利的器具取出异物。 |
| 耵聍 | **外耳道耵聍栓塞常见主诉**<br>· 耳痛<br>· 耳闷<br>· 听力减退<br>有时可能没有任何主诉 | 耵聍是外耳道的正常分泌物<br>如果耵聍没有堵塞外耳道,则不需要清除<br>如果耵聍堵塞了外耳道,可以通过冲洗外耳道进行清除<br>如果耵聍较硬,在清除之前应使用耵聍软化剂进行软化。耵聍软化剂需要在外耳道冲洗的 2~3 天前使用 |

续表

| | 临床表现 | 治疗及转诊 |
|---|---|---|
| 耵聍 | **注意事项**<br>　　外耳道壁上贴有少量耵聍是很正常的。不需要进行任何治疗,除非它堵塞了外耳道。 | **注意事项**<br>　　如果不能安全地清除耵聍,请转诊至专科医生处。 |
| 外耳道炎（外耳道感染） | **常见主诉**<br>· 外耳道急性疼痛<br>· 疼痛常因按压耳屏而加重<br>· 耳痒(常见于真菌感染)<br>· 外耳道有分泌物<br>· 有时可伴发热 | 用干棉签轻轻擦干和／或轻轻冲洗,清洁外耳道内分泌物<br>使用符合病情的滴耳剂治疗,并教会患者如何使用这些药物(见实操 E)<br>患者也可能需要用抗生素进行治疗。如果不确定,请向医生咨询<br>患者应每两天复查 1 次,如果外耳道内充满脓液,必须再次进行清理<br><br>**如有以下情况,请转诊**<br>· 对治疗疾病没有把握<br>· 治疗后病情无改善<br>· 皮肤红肿扩散到耳廓周围 |
| | 如有其他上述未提及的、不能确定的异常表现 | **请将患者转诊至专科医生处** |

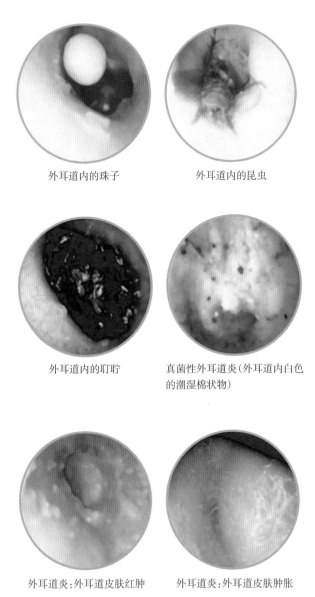

外耳道内的珠子　　　　　　外耳道内的昆虫

外耳道内的耵聍　　　　　真菌性外耳道炎(外耳道内白色
　　　　　　　　　　　　　的潮湿棉状物)

外耳道炎:外耳道皮肤红肿　　外耳道炎:外耳道皮肤肿胀

图 3-5　外耳道的常见问题

## 练习 3.3 外耳道检查（参考实操 B）

用耳镜检查实操对象的双侧外耳道。然后尝试在没有耳镜的情况下进行检查（使用手电筒照明），如第 2 章中所述。回答下表所列的问题。

| 外耳道检查 | 左耳 | | 右耳 | |
|---|---|---|---|---|
| 外耳道内是否有耵聍 | 是 | 否 | 是 | 否 |
| 耵聍是否堵塞了外耳道 | 是 | 否 | 是 | 否 |
| 外耳道内是否有异物 | 是 | 否 | 是 | 否 |
| 外耳道内是否有分泌物 | 是 | 否 | 是 | 否 |
| 外耳道皮肤是否发炎和 / 或肿胀 | 是 | 否 | 是 | 否 |
| 外耳道是否有不能确定的异常情况 | 是 | 否 | 是 | 否 |
| 外耳道是否正常 | 是 | 否 | 是 | 否 |

与你的培训师讨论你所看到的异常情况以及你遇到的任何问题。

## 实操 C  外耳道冲洗

**介绍**

外耳道冲洗可以用来清除外耳道内的耵聍或异物,还可以清除外耳道内的脓液。

**材料和器具**

1. 干净的水【煮沸并冷却至体温(36~37℃)】。

2. 20mL 注射器(不含针头)。

3. 弯盘或其他合适的容器。

4. 纸巾。

有条件可以准备含碘的皮肤消毒液(如 10% 碘酊)与水混合。

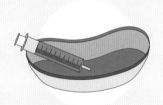
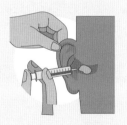

图 3-6  抽满水的注射器和弯盘   图 3-7  将注射器放
在外耳道内

**步骤**

1. 洗手并征得患者同意。

2. 首先,检查外耳(如实操 B)。

3. 准备冲洗液。水应略微加温,以确保它既不会太冷也不会太热。合适的温度是 36~37℃,即与体温相同。

4. 使用注射器抽满水。如果使用碘剂,用 19mL 的水稀释 1mL 碘酊(图 3-6)。

5. 将注射器头放入外耳道。调整注射器方向,使其朝向外耳道后上方(图3-7)。

6. 让患者将弯盘或其他容器放在耳下方,紧贴颈部。

7. 将冲洗液推入外耳道内。液体会流到容器里,可能含有耵聍、异物或脓液。

8. 重复冲洗,直到只有清澈的液体从外耳道内流出,而没有耵聍或脓液。

9. 再次用耳镜检查外耳道。如果需要,应当重复冲洗。

10. 进行干式清洁(见实操D)擦干外耳道。

---

**注意事项**

如果患者有以下情况,应避免外耳道冲洗。

1. 主诉耳痛。

2. 近期有耳部手术史。

3. 鼓膜有干性穿孔。

4. 确诊为急性中耳炎。

**补充说明**

1. 可以使用含碘消毒剂,但不能使用含酒精的消毒剂(如氯己定),因为可能会损害内耳。

2. 如果患者在外耳道冲洗过程中出现疼痛,请立刻停止操作。

3. 每个患者应使用新的注射器和冲洗液。

4. 外耳道冲洗后必须用恰当方式擦干。

**实操 D　干式清洁**

### 介绍

干式清洁用于清除外耳道中的脓液,也可用于外耳道冲洗后擦干(见实操 C)。干式清洁可使用以下两种方法。

1. 使用纸芯(方法 A,图 3-8)。

2. 使用棉棒(方法 B,图 3-9)。

方法 A 或方法 B 均可使用。使用纸芯更容易,而且不容易伤到外耳道,是首选的方法。如果没有纸巾,可以使用棉棒。

---

📋 **注意事项**

当有急性疼痛时,不要盲目擦拭外耳道。如果干式清洁导致出血或剧烈疼痛,应立刻停止操作。

---

### 方法 A　使用纸芯

### 所需材料及器具

· 纸巾　　　　· 耳镜　　　　· 窥耳器

纸芯　　　轻轻将耳廓向后　　插入纸芯　　将纸芯放在原处
　　　　　上方牵拉　　　　　　　　　约 10 秒

**图 3-8　使用纸芯**

**步骤**

1. 洗手。

2. 征求患者的同意。

3. 检查外耳（见实操 B），以诊断潜在的耳部问题。

4. 将纸巾的一端拧成"灯芯"状。

5. 将耳廓向后上方牵拉。将纸芯插入外耳道内 2~3 厘米。

6. 将纸芯放在原处约 10 秒。

7. 抽出纸芯，观察上面是否有脓液或其他液体。

8. 扔掉使用过的纸芯。

9. 用另一根纸芯重复上述步骤。不断重复，直到抽出的纸芯无潮湿感。

10. 重复进行耳镜检查，确认所有的脓液或其他液体都已被清除。

**方法 B　使用棉棒**

**所需材料及器具**

- 棉球
- 细木棒
- 耳镜
- 窥耳器

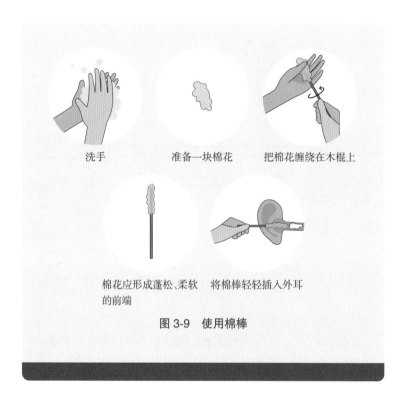

洗手　　　　　　准备一块棉花　　　把棉花缠绕在木棍上

棉花应形成蓬松、柔软　将棉棒轻轻插入外耳
的前端

**图 3-9　使用棉棒**

## 步骤

1.洗手。

2.征求患者的同意。

3.检查耳部(见实操 B)以诊断潜在的耳部问题。

4.准备一小块棉花。

5.轻轻地把棉花展开成椭圆形。

6.将木棍的前端放在棉花的中心。

7.一只手旋转木棍,另一只手拇指和食指捏紧一半棉花。

8.棉花有一半长度超过木棍,形成一个蓬松柔软的前端。

9.卷起的棉花应足够长,以便在将软头插入外耳道时,仍有一部分留在外耳道的外部。这样就有了可以抓住的棉花,以确保其从外耳道里被取出。

10. 向后上方牵拉耳廓。将棉棒轻轻放入外耳道,不要推挤或强压。

11. 抽出棉棒,观察是否有脓液或其他液体。

12. 如有需要,用另一个棉棒重复。不断重复以上操作,直到棉棒不再潮湿。

13. 重复进行耳镜检查,以确认所有的脓液或液体都已被清除。

---

**注意事项**

如果干式清洁造成出血,或剧烈疼痛,应立即停止操作。待出血停止后,用耳镜检查外耳道,观察是否有损伤。如有损伤,请保持耳部干燥并在必要时使用抗生素进行治疗。如有需要,**转诊**至专科医生处。

---

**讨论要点 3.3**

1. 这两种方法哪一种更容易?
2. 预计在进行这些操作时会出现哪些问题?
请与小组成员及培训师进行讨论。

---

**实操 E  外耳道滴药**

**目的**

示范如何使用滴耳液(图 3-10)。学员还应学习如何向患者解释并教会其操作方法。

## 介绍

滴耳液可用于治疗感染,如外耳道炎或中耳炎。为了达到最佳效果,滴耳液应滴入到外耳道底部。

**所需材料和器具**

· 滴耳液(如抗生素)

· 耳镜

· 窥耳器

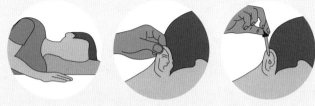

将患者的头向一侧倾斜　　轻轻向后上方牵拉耳廓　　向外耳道滴入 2~3 滴滴耳液

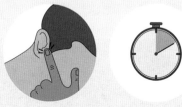

按压耳屏,保持该姿势 5 分钟

图 3-10　外耳道滴药

## 步骤

1.洗手。

2.征求患者同意。

3.检查耳部(见实操 B)。

4. 如外耳道内有大量脓液，滴耳液将不起作用。应使用干式清洁法（见实操 D）或外耳道冲洗法（见实操 C）来清除脓液。如果进行外耳道冲洗应记得在冲洗后将外耳道完全擦干。

5. 用手握住滴耳液的瓶子并将其焐热。

6. 请患者将头向一侧倾斜，以便患耳朝上。

7. 向外耳道滴入 2~3 滴滴耳液。尽量不要让瓶口接触外耳道。如接触可能导致感染扩散或引起疼痛。

8. 轻轻揉搓或按压耳廓，尤其是耳屏，以促使滴耳液流入外耳道底部。

---

📑 **注意事项**

如果患者的鼓膜穿孔，滴耳液可能会从穿孔处流入中耳，再经咽鼓管到咽后部，患者会感觉到滴耳液的味道。需要向患者解释这是鼓膜穿孔引发的现象，并不是其他问题。

患者在家中自行滴耳时，需要提醒其注意以下内容。

1. 如发现有耳溢液，滴药前首先用棉棒或纸芯清理外耳道。

2. 提醒患者定期使用滴耳液。

3. 要求患者定期复查，直到问题得到解决。

---

**讨论要点 3.4**

1. 给婴幼儿的外耳道滴药时，如何固定婴幼儿头部？为什么婴幼儿会不配合？

2. 如何指导患者或婴幼儿的父母正确使用滴耳液？

请与小组成员及培训师进行讨论。

## 3.5　提醒注意

1. 患者只能使用自身的药物。

2. 用干净的毛巾或手帕擦干耳部。

3. 除了医生开的药之外,不要往耳部放其他东西。

4. 不要用棉棒、发夹或牙签清洁耳部。

5. 不要让脏水进入耳部。

---

### 练习 3.4　儿童耳的检查

确定实操对象。每人依次扮演"医务人员""患儿"或"患儿家长"的角色。每人从以下病例中选择。

1. 家长认为孩子往耳朵里塞了东西。

2. 家长带来了一位耳朵剧烈疼痛的孩子,触碰其耳部时,疼痛加重。

"患儿"和"患儿家长"的扮演者,利用想象力和演技,在诊所里表演一个典型的病例,向"医务人员"描述遇到的问题。"医务人员"的扮演者,应询问"患儿"和"患儿家长",然后再向培训师描述症状。作为"医务人员",描述可能的发病原因是什么? 检查"患儿"耳部时,发现了什么?

---

## 3.6　可将患者转诊给谁

如果对患者的问题或治疗方法不确定,请向有经验者咨询,例如受过严格训练或有经验的护士、助理医生、非专科医生或耳鼻喉科专科医生。如果暂时找不到有经验者,并且有急症需要处理(如急性耳痛),应将患者转诊到当地医院。

> **注意事项**
>
> 　　人们通常使用棉棒来清理外耳道的耵聍,这对耳健康是不利的。
>
> 　　棉棒只能用于外耳道的外部,千万不要放入外耳道深部。

## ■ 培训后测试

### 第3章　外耳：诊断、治疗及转诊

| 问题 | 正确 | 错误 | 不知道 |
|---|---|---|---|
| 有的人耳廓前有一个小"洞",而且可能合并感染 | | | |
| 应使用耳镜对耳廓进行检查 | | | |
| 外耳道感染引起的疼痛在按压耳屏时会加剧 | | | |
| 应定期用棉签或棉棒清洁外耳道,以保持外耳道的清洁 | | | |
| 耵聍不会自行从外耳道排出,必须人工清除 | | | |
| 外耳道内的异物需要取出 | | | |
| 可用温开水清洗外耳道以清洁耵聍 | | | |
| 可使用抗生素治疗外耳道炎 | | | |
| 在使用滴耳液后,有时嘴里会有苦味 | | | |
| 当发现患者有外耳畸形时,必须对其进行听力测试 | | | |
| 得分 | | | |

第 4 章

# 中耳感染:诊断、治疗及转诊

## ■ 培训前测试

### 第4章 中耳感染：诊断、治疗及转诊

| 问题 | 正确 | 错误 | 不知道 |
|---|---|---|---|
| 急性耳部感染者最常见的主诉是耳内有脓液流出 | | | |
| 如果耳溢液有臭味,应立即将患者转诊至专科医生处 | | | |
| 只需要检查主诉有症状的一侧耳,没有必要检查对侧耳 | | | |
| 在耳镜检查之前,一定要先把耳溢液清理干净 | | | |
| 慢性化脓性中耳炎表现为鼓膜穿孔伴耳溢液,持续时间超过2周 | | | |
| 急性中耳炎的治疗方法是使用抗生素滴耳液 | | | |
| 如果有水进入耳内,会引起鼓膜干性穿孔流脓 | | | |
| 耳部的感染可以蔓延至脑部 | | | |
| 鼓膜干性穿孔需要通过手术来修补 | | | |
| 面神经麻痹(面瘫)可能是耳部感染的并发症 | | | |
| 得分 | | | |

## ■ 学习目标

**在本章中，学员将了解以下内容。**

1. 中耳的常见疾病。
2. 制作并安全使用棉棒清理外耳道。
3. 制作并使用纸芯清理外耳道分泌物。
4. 治疗急性中耳炎。
5. 指导患者如何处理耳流脓，必要时转诊。

## ■ 所需材料和器具

1. 带窥耳器的耳镜
2. 细木棒
3. 棉花
4. 纸巾
5. 有常见中耳问题的患者（以供示范）

## ■ 术语

· 急性中耳炎
· 抗生素滴耳液
· 慢性化脓性中耳炎
· 干式清洁
· 干性穿孔
· 咽鼓管
· 面瘫
· 乳突炎
· 脑膜炎 / 脑脓肿
· 中耳炎
· 穿孔
· 吸干

## 4.1  中耳的结构和功能

回顾第 1 章,复习耳的结构和功能。

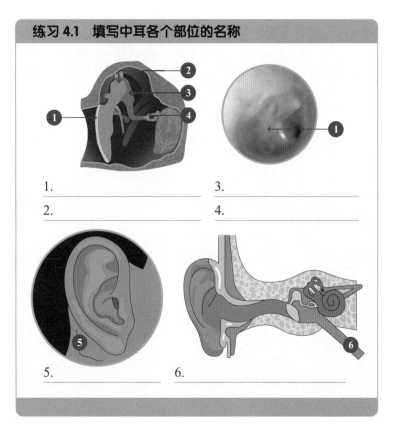

**练习 4.1  填写中耳各个部位的名称**

1. _____    3. _____

2. _____    4. _____

5. _____    6. _____

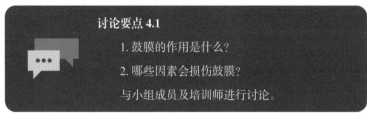

**讨论要点 4.1**

1. 鼓膜的作用是什么?

2. 哪些因素会损伤鼓膜?

与小组成员及培训师进行讨论。

## 练习 4.2　鼓膜检查

练习开始前,复习耳镜检查(见实操 B)和耳部干式清洁(见实操 D)。

使用耳镜对小组其他学员的耳部进行检查,步骤如下。

1. 洗手。

2. 检查耳镜灯是否正常。

3. 清洁窥耳器并将其固定在耳镜上。

4. 通过以下方式对鼓膜进行检查。

(1)向后上方牵拉耳廓,以拉直外耳道。

(2)在外耳道内轻轻移动窥耳器前端,直到看见整个鼓膜。

**重要提示**

1. 使用大小合适的窥耳器以看清外耳道。

2. 如果看不见鼓膜,或者不确定,请与培训师讨论。

| 检查鼓膜,回答下列问题 | | | |
|---|---|---|---|
| 是否看到鼓膜 | □ 是 | □ 否 | □ 不确定 |
| 鼓膜是否正常 | □ 是 | □ 否 | □ 不确定 |

**与培训师讨论以下内容**

1. 如果看不到鼓膜,应该怎么办?

2. 如果不确定是否能看到鼓膜,应该怎么办?

3. 如果鼓膜不正常,应该怎么办?

4. 如果不确定鼓膜是否正常,应该怎么办?

---

**练习 4.3　检查鼓膜(当没有耳镜时)**

使用手电筒的光线,检查小组其他学员的耳部。
请参考实操 B 的内容,与培训师讨论。

---

## 4.2　中耳感染或炎症(中耳炎)

中耳最常见的问题是感染或炎症(肿胀),称为中耳炎。中耳炎有两种,每种都可以通过疾病的病程来描述。

1. 大多数耳部感染只持续几天,这是**急性中耳炎**。"急性"意味着疾病只持续很短时间。

2. 有时,中耳炎会持续数周、数月甚至数年,或者不断复发,这就是**慢性化脓性中耳炎**。"慢性"意味着疾病持续很长时间。

接下来的内容将更详细地描述不同的中耳炎。

## 4.3　急性中耳炎

急性中耳炎是一种中耳的感染。

**哪些人可患急性中耳炎**

急性中耳炎常见于婴幼儿,但也可能见于大龄儿童或成人。

**患急性中耳炎时会发生什么**

急性中耳炎通常因感冒或咽痛症状引起,由鼻咽部经咽鼓管扩散至耳部。中耳黏膜会受到感染,并出现鼓膜炎症(发红),

因此引起发热和疼痛。

　　脓液形成并充满中耳腔。如果发生这种情况,会造成鼓膜膨出。

　　如果感染没有得到及时治疗,鼓膜可能会破裂(穿孔),脓液会自外耳道流出。请看图 4-1,了解急性中耳炎的发展过程。

## 关键词

　　1.中耳

　　2.咽鼓管

　　3.外耳道

正常　　　感染通过发炎的咽　　脓液聚集在中耳,　　鼓膜破裂,脓液排出
　　　　　鼓管进入中耳　　　导致鼓膜膨出

图 4-1　急性中耳炎的发展过程

## 常见主诉有哪些

　　1.耳痛　对于婴幼儿,虽然说不出哪里痛,但会哭闹并拉扯耳部。

　　2.发热　普遍存在。

　　3.有感冒或咽痛史。

　　4.如果鼓膜穿孔,脓液会从外耳道流出。

## 有哪些检查所见

　　用耳镜检查双耳,观察鼓膜。感染一侧的鼓膜是红色的,可

能膨出(图 4-2)。如果鼓膜已经破裂,会观察到鼓膜穿孔。

如果外耳道内的脓液遮挡鼓膜,先用纸芯清理脓液,这样就可以看到鼓膜了(注意:当患者有急性耳痛时,清洗耳部会有疼痛感,因此一定不要进行外耳道冲洗)。

除耳镜检查外,还要检查双侧耳后是否有疼痛或肿胀(乳突炎)。

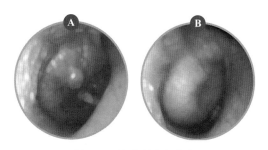

图 4-2　鼓膜膨出和发炎

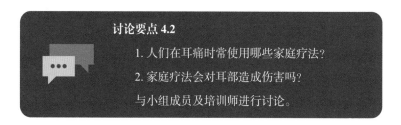

**讨论要点 4.2**

1. 人们在耳痛时常使用哪些家庭疗法?

2. 家庭疗法会对耳部造成伤害吗?

与小组成员及培训师进行讨论。

## 应该怎么做

1. 如果有疼痛或发热,建议使用止痛药。

2. 如果有以下症状,用抗生素治疗 5~7 天。

(1)鼓膜膨出或穿孔。

(2)耳溢液。

(3)体温升高。

（4）2 天后症状无改善。

3. 仅局限在有耳溢液和鼓膜穿孔的情况下才提供抗生素滴耳液（见实操 E）。

4. 确保患者 2 天后复诊，1 周后再次复诊。

5. 在感染痊愈后检查患者的听力。

6. 有耳溢液的情况下，指导患者如何制作棉棒，以便其能在家里自行清理（见实操 D）。

---

📋 **注意事项**

人们有时会使用家庭疗法，如将热油注入耳内，以治疗耳部疼痛。这种做法是不可行的！

---

如果有以下情况，将其转诊至医生或耳鼻喉科医生处或附近的医疗机构。

1. 感染一侧有严重、持续的头痛。

2. 嗜睡。

3. 呕吐。

4. 颈项强直。

5. 耳后肿胀。

6. 抗生素治疗 7 天后，感染仍未缓解。

7. 感染痊愈后，有听力损失。

**请记住**：当有急性中耳炎（耳部感染）伴以下情况时，应使用抗生素治疗。

1. 体温很高。

2. 鼓膜膨出或穿孔。

3. 耳部有脓性或血性分泌物。

4. 2 天后感染仍未改善。

可以口服抗生素,但如果耳部有脓液流出,还需要进行干式清洁,并使用抗生素滴耳液进行治疗。

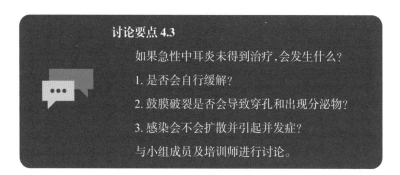

**讨论要点 4.3**

如果急性中耳炎未得到治疗,会发生什么?

1. 是否会自行缓解?

2. 鼓膜破裂是否会导致穿孔和出现分泌物?

3. 感染会不会扩散并引起并发症?

与小组成员及培训师进行讨论。

## 4.4 慢性化脓性中耳炎

慢性化脓性中耳炎(chronic suppurative otitis media, CSOM)是一种长期存在的中耳感染,持续时间通常超过 2 周。

### 慢性化脓性中耳炎会发生什么

CSOM 可能是急性中耳炎鼓膜破裂、穿孔未愈合的结果(图 4-3)。有些儿童和成人的鼓膜穿孔会反复感染,导致外耳道有脓液流出。

### 关键词

1. 中耳
2. 咽鼓管
3. 外耳道

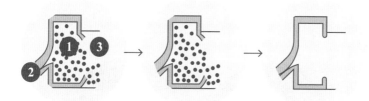

鼓膜穿孔，脓液流出　　　鼓膜穿孔未愈伴有耳溢液　　　治疗后，鼓膜穿孔未愈合
　　　　　　　　　　　　　　　　　　　　　　　　　　　且无感染，干耳

图 4-3　慢性化脓性中耳炎的病程

## 常见主诉有哪些

1. 外耳道流脓，可能规律也可能不规律。
2. 听力下降，特别是双侧 CSOM。

> **注意事项**
>
> 疼痛不是 CSOM 的常见主诉。

**讨论要点 4.4**

1. 关于耳溢液，应该询问哪些问题？
2. 应该询问哪些其他症状？
与小组成员及培训师进行讨论。

## 有哪些检查所见

用耳镜观察鼓膜。如果外耳道内有脓液，如实操 D 所示，将其清理干净。脓液的颜色可表现为黄色或绿色，有时耳溢液带血。可能有一种难闻的气味，应注意这种气味。

观察到鼓膜穿孔。穿孔可能很小，只位于鼓膜局部(图 4-4)，也可能很大(图 4-5)。注意其大小。

检查耳后乳突部位是否有肿胀,确保检查双耳。

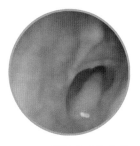 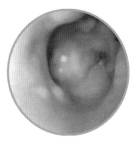

图 4-4  鼓膜发炎伴中等  图 4-5  鼓膜大穿孔
大小的穿孔

---

**注意事项**

如果分泌物太多,不能很好地清理,在给抗生素滴耳液之前,用(非酒精类)消毒剂冲洗耳部。耳部冲洗后,必须擦干外耳道。

---

**讨论要点 4.5**

与小组成员及培训师一起,讨论关于干棉棒 / 纸巾的以下几点。

1. 棉棒在插入耳部时,前端的棉花是否有可能从木棍上脱落? 如果脱落会造成什么影响?

2. 如果一块棉花或纸巾卡在外耳道里,你会怎么做?

3. 如果木棍的前端穿过棉花的顶端,会发生什么?

4. 为什么应该在每侧耳中分别使用干净的棉花或纸巾?

5. 为什么在操作前后都要用肥皂洗手并风干?

## 应该怎么做

1. 提供（不含酒精的）消毒剂或抗生素滴耳液，每天使用 2~3 次，持续 1 周。

2. 指导患者保持耳部干燥，每次用滴耳液前都要清洁外耳道。

3. 展示并指导如何滴入滴耳液。

4. 仅在有急性感染的情况下才建议口服抗生素。

(1) 鼓膜发红、发炎。

(2) 耳溢液带血。

(3) 疼痛。

5. 嘱患者 1 周后复查，观察感染是否已经缓解。

6. 在干耳后检查听力。

---

**注意事项**

鼓膜穿孔，伴有感染的治疗方式

1. 用棉棒或纸巾将外耳道清洁干净。

2. 然后在耳内滴入抗生素或抗菌滴耳液。

---

如果有以下情况，将患者转诊至医生或耳鼻喉科专科医生处。

1. 治疗后仍有持续的耳溢液。

2. 耳溢液有臭味。

3. 耳后肿胀。

4. 眩晕。

5. 面瘫（表现为面部不对称）。

6. 听力损失。

> 📑 **注意事项**
>
> 有时治疗无效果或只在短时间内起作用。如耳部经常有脓性分泌物，可能需要做手术修复鼓膜。耳部长期有分泌物的患者，应转诊至耳鼻喉科专科医生处咨询。

## 4.5 鼓膜干性穿孔

有时可能会观察到鼓膜上的干性穿孔，这种情况的细节描述如下，并如图 4-6 所示。

### 患鼓膜干性穿孔会发生什么

鼓膜干性穿孔可由既往感染、急性或慢性化脓性中耳炎引起，耳外伤也会造成鼓膜穿孔。

### 关键词

1. 中耳
2. 咽鼓管
3. 外耳道

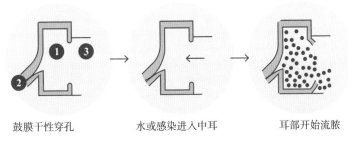

鼓膜干性穿孔　　　水或感染进入中耳　　　耳部开始流脓

**图 4-6　鼓膜干性穿孔的感染过程**

## 常见主诉有哪些

1. 有时可能没有主诉。
2. 听力下降。
3. 既往有耳溢液史。

## 有哪些检查所见

用耳镜观察鼓膜。可能会观察到鼓膜上有穿孔，其大小和位置可能不同（图 4-7、图 4-8）。

如果在耳镜检查中看到干性穿孔，请向患者询问以下问题。

1. 既往是否有耳溢液史？
2. 最近是否有耳部外伤？
3. 是否有听力困难？

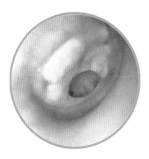 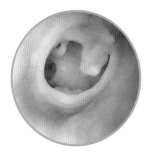

图 4-7  右侧鼓膜小穿孔　　图 4-8  右侧鼓膜大穿孔

## 应该怎么做

1. 检查患者听力。
2. 嘱咐患者保持耳部干燥。

3. 3 个月后复查。

4. 要求患者出现耳溢液或疼痛时及时来诊。

5. 干性穿孔不需要使用滴耳液。

干性穿孔可能会自行愈合,特别是穿孔较小者,保持耳干燥,可能会自行愈合。然而,如果穿孔未愈合,将需要进行手术修补。

如果耳内有感染,干性穿孔会流脓,可能有以下原因。

1. 耳部进水。

2. 感冒或咳嗽。

如果有以下情况,请转诊至医生或耳鼻喉科专科医生处。

1. 听力损失。

2. 外耳道流脓或疼痛。

3. 3 个月后穿孔未愈合。

对于这些情况,可能需要进行手术。

---

### 练习 4.4　角色扮演

在 3~4 名学员的小组中,讨论如何指导患者或患儿家长保持耳部干燥。其中一名学员扮演"卫生工作者",其他人扮演接受指导的"患者"或"患儿家长"。

"卫生工作者"指导"患者"或"患儿家长"如何保持耳部干燥,并解释为什么这么做很重要。扮演"患者"或"患儿家长"的学员应该向"卫生工作者"提问,以了解任何不清楚的内容。

## 4.6　耳部感染的扩散和并发症

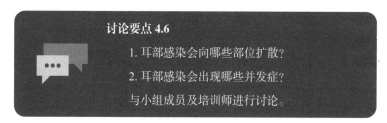

**讨论要点 4.6**

1. 耳部感染会向哪些部位扩散?

2. 耳部感染会出现哪些并发症?

与小组成员及培训师进行讨论。

耳部感染会导致各种并发症,感染可扩散到身体的其他部位。以下是对一些并发症的描述。

1. 有时中耳炎可扩散到乳突骨质和耳后皮下,称为乳突炎。

2. 当感染扩散到脑部时,会发生脑膜炎或脑脓肿。

3. 感染扩散到内耳会引起头晕或眩晕。

4. 当感染波及面神经时,引起受累侧面部肌肉瘫痪,即面神经麻痹(或面瘫)。面瘫表现为面部不对称,当患者微笑、鼓气或闭眼时尤为明显。

5. 鼓膜、听小骨受损或内耳感染时,可导致听力下降甚至耳聋。

**如果中耳炎患者主诉有以下情况,应怀疑出现并发症**

1. 剧烈头痛。

2. 耳后肿胀。

3. 呕吐。

4. 头晕或眩晕。

5. 嗜睡。

6. 抽搐(如发作性颤抖)。

7. 脸部肌肉无力(面瘫)。

**发生上述情况时,应将患者紧急转诊到最近的医院!**

## 4.7 乳突炎

### 乳突炎会发生什么

当乳突发炎时,感染扩散到耳后骨质,导致耳廓后红肿,及皮下脓肿(图4-9)。

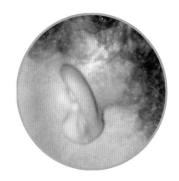

图 4-9 儿童左侧乳突脓肿

### 常见主诉有哪些

1. 耳后疼痛。
2. 发热。
3. 耳流脓。

### 有哪些检查所见

1. 耳后肿胀和发红。
2. 通常可以触及皮下脓液,触之有波动感。
3. 耳廓后方骨性部位出现按压痛。

### 询问患者哪些问题

是否有中耳感染或有耳部感染史,即疼痛、发热和耳流脓。

### 应该怎么做

1. 紧急将患者转诊并进行及时治疗。乳突炎需要紧急处理。
2. 如果附近没有医院或保健中心,应口服抗生素,直到患者转诊至专科医生处。

**练习 4.5　角色扮演**

　　这项练习以两人为一组进行。一名学员扮演"卫生工作者"，另一名学员扮演外耳道流脓的"患儿家长"或"外耳道流脓患儿"。在 10~15 分钟内，"卫生工作者"向"患者"或"患儿家长"进行问诊和检查。然后学员交换角色。

## ■ 培训后测试

### 第 4 章　中耳感染：诊断、治疗及转诊

| 问题 | 正确 | 错误 | 不知道 |
|---|---|---|---|
| 急性耳部感染者最常见的主诉是耳内有脓液流出 | | | |
| 如果耳溢液有臭味，应立即将患者转诊至专科医生处 | | | |
| 只需要检查主诉有症状的一侧耳，没有必要检查对侧耳 | | | |
| 在耳镜检查之前，一定要先把耳溢液清理干净 | | | |
| 慢性化脓性中耳炎表现为鼓膜穿孔伴耳溢液，持续时间超过 2 周 | | | |
| 急性中耳炎的治疗方法是使用抗生素滴耳液 | | | |
| 如果有水进入耳内，会引起鼓膜干性穿孔流脓 | | | |
| 耳部的感染可以蔓延至脑部 | | | |
| 鼓膜干性穿孔需要通过手术来修补 | | | |
| 面神经麻痹（面瘫）可能是耳部感染的并发症 | | | |
| 得分 | | | |

第 5 章

# 中耳的其他问题:诊断、治疗及转诊

## ■ 培训前测试

### 第 5 章　中耳的其他问题：诊断、治疗及转诊

| 问题 | 正确 | 错误 | 不知道 |
|---|---|---|---|
| 胶耳是指外耳道内有液体 | | | |
| 胶耳多见于成年人，并影响说话 | | | |
| 息肉是耳内的肉芽样肿物 | | | |
| 胆脂瘤必须通过手术治疗 | | | |
| 胆脂瘤如果不进行治疗，可引起严重的并发症，可能导致死亡 | | | |
| 得分 | | | |

## ■ 学习目标

**在本章中,学员将了解以下内容。**

1. 掌握胶耳和胆脂瘤的特点。
2. 指导胶耳患者,必要时转诊。
3. 指导患者尽早治疗胆脂瘤。

## ■ 所需材料和器具

1. 带窥耳器的耳镜。
2. 耳病患者(以供示范)。

## ■ 术语

· 胆脂瘤

· 胆脂瘤相关主诉
· 胶耳
· 息肉
· 脓液

除感染外,中耳还可能出现各种问题。本章将对这些问题进行详细解释,包括以下内容。

1. 中耳积液,称为胶耳。
2. 外耳道皮肤向鼓膜内生长,称为胆脂瘤。

## 5.1　中耳积液(胶耳)

### 哪类人易患胶耳

胶耳好发于儿童,有时见于成人。

### 发病机制

胶耳是指在完整的鼓膜内有积液,与中耳炎(急性中耳炎)的不同之处在于,胶耳没有急性疼痛或发热。由于积液限制了鼓膜和听小骨振动,可引起听力损失。儿童听力损失,如果不进行治疗,会造成语言问题。由于胶耳常常不易被发现,如儿童出现语言问题,应考虑胶耳。

## 有哪些表现

1. 耳内有闷胀感或钝痛感。

2. 听力困难。

3. 语言问题,如儿童说话不清楚或语言发育迟缓。

4. 儿童在学校表现欠佳。

5. 胶耳患者无耳溢液。

## 有哪些检查所见

使用耳镜检查鼓膜。

1. 鼓膜可见异常,浑浊或内陷(图 5-1),无穿孔。

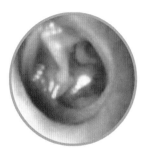

2. 鼓膜有时可见液平面。

检查双耳及听力。可出现轻度或中度听力损失。

图 5-1 鼓膜浑浊和内陷

## 应该怎么做

如果是新发症状,可向患者解释,有时胶耳可能会自愈。但是,长期或 3 个月内未缓解的患者,要转诊至专科医生处进一步咨询和治疗。

嘱患者 3 个月后复诊。如遇以下情况,应转诊至专科医生处。

1. 复诊时症状未见好转。

2. 出现语言问题或学习成绩不佳。

3. 仍有听力损失。

4. 成年患者单侧胶耳。

5. 耳痛。

6.反复出现急性感染（见第 4 章）。

由专科医生决定是否通过鼓膜置管（通气管）手术进行治疗，或建议使用助听器。

> 📋　**注意事项**
>
> 　　胶耳通常会造成轻度或中度听力损失，但不易被察觉，会影响儿童的语言发育和学习。儿童会听不清老师讲话，从而出现学习成绩落后的情况。

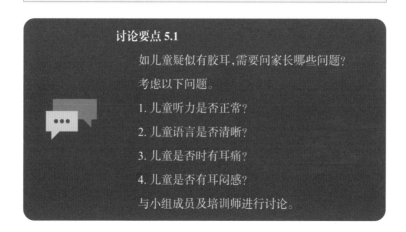

**讨论要点 5.1**

如儿童疑似有胶耳，需要问家长哪些问题？

考虑以下问题。

1. 儿童听力是否正常？

2. 儿童语言是否清晰？

3. 儿童是否时有耳痛？

4. 儿童是否有耳闷感？

与小组成员及培训师进行讨论。

## 5.2　胆脂瘤

### 发病机制

胆脂瘤病因尚不清楚，可发生于儿童和任何年龄的成人。

## 有哪些表现

1. 耳溢液伴有恶臭。

2. 听力损失。

3. 时有耳痛。

## 有哪些检查所见

耳镜检查可见胆脂瘤。

1. 鼓膜上可见白色或黄色耵聍样附着物(图 5-2),有时穿出鼓膜(图 5-3)。

2. 有时见肉芽样肿物(息肉)(图 5-4)。

3. 外耳道内可见脓液。

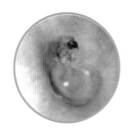
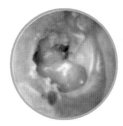
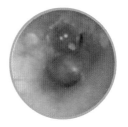

图 5-2　胆脂瘤(鼓膜上可见白色或黄色耵聍样附着物)

图 5-3　胆脂瘤(穿出鼓膜)

图 5-4　息肉

## 应该怎么做

1. 如怀疑胆脂瘤,请立即将患者转诊至耳鼻喉科专科医生处。胆脂瘤的唯一治疗方法是手术。

2. 向患者强调,胆脂瘤如不及时治疗,可导致严重并发症,应引起高度重视。

**讨论要点 5.2**

哪些主诉或表现可提示患胆脂瘤？

与小组成员及培训师进行讨论。

---

**注意事项**

　　识别胆脂瘤非常重要。胆脂瘤一旦形成，会持续发展，并破坏中耳及周边骨质。严重者可破坏中耳上方骨质，进入大脑，引起并发症，甚至死亡。

　　胆脂瘤患者可表现为耳流脓、耳痛或听力损失。这些症状常持续数月或数年之久。

## ■ 培训后测试

### 第 5 章　中耳的其他问题：诊断、治疗及转诊

| 问题 | 正确 | 错误 | 不知道 |
|------|------|------|--------|
| 胶耳是指外耳道内有液体 | | | |
| 胶耳多见于成年人，并影响说话 | | | |
| 息肉是耳内的肉芽样肿物 | | | |
| 胆脂瘤必须通过手术治疗 | | | |
| 胆脂瘤如果不进行治疗，可引起严重的并发症，可能导致死亡 | | | |
| 得分 | | | |

第 6 章

# 听力损失：分级、原因及预防

## ■ 培训前测试

### 第6章 听力损失:分级、原因及预防

| 问题 | 正确 | 错误 | 不知道 |
|---|---|---|---|
| 听力损失患者在安静的环境中比在嘈杂的环境中更容易注意到自己听力有问题 | | | |
| 听力损失在父母近亲结婚所生的儿童中更常见(如父母是一级或二级表亲) | | | |
| 出生体重不足 3kg 的婴儿有听力损失的风险 | | | |
| 外耳道耵聍通常会导致重度听力损失 | | | |
| 某些药物会对听力造成持续性损伤 | | | |
| 有时,新冠病毒感染可导致听力损失 | | | |
| 接种疫苗可避免听力损失 | | | |
| 家庭疗法(如热油滴入耳内)是有效的,应予以推广 | | | |
| 90% 的儿童听力损失是由可预防的原因造成的 | | | |
| 得分 | | | |

## ■ 学习目标

在本章结束时,学员应该能够掌握以下内容。

· 讨论听力损失的常见原因及如何预防。

## ■ 术语

· 出生时窒息

· 近亲结婚
· 耳塞、耳罩
· 遗传因素
· 遗传咨询
· 耳机
· 耳毒性药物
· 保护听力实操

---

**讨论要点 6.1**

用耳塞或棉花堵住耳部,持续一段时间。你的听觉体验如何?

与小组成员及你的培训师讨论。

---

## 6.1　听力损失分级

听力损失程度包括从轻度到完全听力损失(全聋)。表 6-1 解释了听力损失分级及其对应的听觉体验。与安静环境相比,听力损失患者在嘈杂环境中的听力问题更严重,下表分别列出两种环境下不同程度听力损失患者的听觉体验。

嘈杂环境下更容易出现听力困难。

表 6-1　听力损失分级及其不同环境下对应的听觉体验

| 分级 | 多数成年人在安静环境下的听觉体验 | 多数成年人在噪声环境下的听觉体验 |
|---|---|---|
| 正常听力 | 听声音无困难 | 听声音无困难或轻微困难 |
| 轻度听力损失 | 交谈无困难 | 交谈可能有困难 |
| 中度听力损失 | 交谈可能有困难 | 聆听或参与交谈有困难 |
| 中重度听力损失 | 交谈有困难,提高音量后没有困难 | 多数情况下聆听或参与交谈有困难 |
| 重度听力损失 | 大部分交谈内容都听不到,提高音量后也有困难 | 聆听或参与交谈特别困难 |
| 极重度听力损失 | 提高音量后也特别困难 | 听不到交谈声 |
| 完全听力损失 / 全聋 | 听不到言语声和大部分环境声 | 听不到言语声和大部分环境声 |
| 单侧听力损失 | 可能没有困难,除非声音靠近差耳,声源定位可能有困难 | 聆听或参与交谈可能有问题,声源定位可能有困难 |

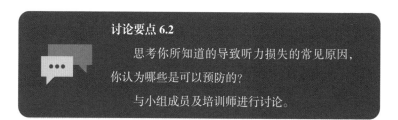

**讨论要点 6.2**

　　思考你所知道的导致听力损失的常见原因,你认为哪些是可以预防的?

　　与小组成员及培训师进行讨论。

## 6.2　全生命周期中引起听力损失的原因

　　许多原因会对听力造成影响,表 6-2 总结了在全生命周期不同阶段导致听力损失的原因。

表 6-2　全生命周期中引起听力损失的原因

| 全生命周期各阶段 | 原因属性 | 原因 | 预防措施 |
|---|---|---|---|
| 产前期 | 遗传因素 | · 听力损失可表现为遗传性，在家族内相传。听力相关的基因\*可产生突变。这意味着，即使无听力损失的家族史，也可能分娩出先天性耳聋或重听的婴儿<br>· 听力损失在近亲结婚\*\*父母所生儿童中更多见 | · 遗传咨询可帮助有听力损失家族史的父母了解孩子罹患听力损失的风险<br>· 为尽早识别听力损失，应该特别注意对家庭成员中有聋人或近亲婚育儿童进行听力检查 |
| | 孕期因素 | · 孕期疾病，如风疹和其他病毒感染<br>· 性传播疾病，如梅毒<br>· 孕期服用损伤听力的药物（耳毒性药物） | 通过母体感染引起的耳聋可以通过以下方式进行预防<br>· 疫苗接种<br>· 保持良好的卫生状况<br>· 及时识别和治疗感染 |
| 产时和新生儿期 | 低出生体重、缺氧等因素 | · 早产或低出生体重：出生体重不足 1.5kg 的婴儿有听力损失风险<br>· 难产造成的新生儿缺氧（出生时窒息），可引起永久性听力损失。缺氧还会导致其他发育问题<br>· 出生后黄疸：如新生儿重度黄疸，会造成永久性听力损失 | **注意事项**<br>　　良好的母婴护理可避免以上因素，如儿童有任何相关高危因素，听力损失早期检测有助于帮助康复。 |

续表

| 全生命周期各阶段 | 原因属性 | 原因 | 预防措施 |
|---|---|---|---|
| 儿童期和成人期 | 耵聍栓塞 | 任何年龄外耳道耵聍栓塞都可引起听力损失 | 遵循健康用耳习惯,可避免耳部感染(见第9章)。耵聍、中耳炎和胶耳,通常会造成轻度至中重度的听力损失。通常可通过耵聍取出、药物或手术进行治疗 |
| | 耳部感染 | 耳部感染可能会造成外耳道、中耳或内耳问题。见第3章和第4章 | |
| | 胶耳 | 胶耳是儿童听力损失的常见原因(见第5章) | |
| | 药品和化学品(耳毒性损害) | 耳毒性损伤的因素<br>· 抗生素,如链霉素和庆大霉素<br>· 抗疟药,如奎宁和氯喹<br>· 治疗耐药性肺结核的注射药物<br>· 职业相关的耳毒性化学物质,如溶剂 | 安全用药可预防耳毒性听力损失。必须使用耳毒性药物治疗的情况下,需要定期检查听力,以便尽早发现听力损失并及时采取适当措施 |
| | 噪声 | 在嘈杂的环境中工作,听高音量的音乐,接触强声,如枪声、爆炸声或震爆声(噪声性听力损失及其预防见第9章) | 噪声性听力损失是完全可以避免的。听力损失一旦发生就无法逆转 |
| | 事故 | 头部外伤或耳部外伤可导致听力损失 | · 避免耳部外伤(如掌掴和击打)<br>· 使用安全帽保护耳部 |

续表

| 全生命周期各阶段 | 原因属性 | 原因 | 预防措施 |
|---|---|---|---|
| 儿童期和成人期 | 老龄化 | 随着年龄增长，耳蜗和听神经会发生退行性改变，通常会出现听力损失 | 听力损失通常随着年龄增长而进展。如能早期发现，并使用助听设备，可使老年人保持良好沟通，继续享受充实的生活 |
| | 其他耳病 | 如耳硬化症(耳内骨质增生)和耳部肿瘤等，会引起听力损失，本书未涉及此情况 | 这些耳病，通常需要特殊检查才能被发现。当听力损失原因不明时，应转诊至专科医生处 |
| | 其他疾病 | · 脑膜炎、麻疹、腮腺炎、艾滋病、埃博拉病毒感染或新冠病毒感染，都可能引起听力损失。听力损失可由感染引起或治疗所致<br>· 高血压和糖尿病等慢性疾病也会加速听力损失的进展 | 这些疾病多可通过常规免疫接种进行预防！鼓励家长为儿童进行全面免疫接种 |

\* 基因是人体内负责身体发育、成长和运转的代码，影响耳和听力的基因若出现突变可导致听力损失。

\*\* 近亲结婚是指近亲属之间婚配，通常是一级或二级表亲结婚。

### 练习 6.1 讨论

4~5 人为一组进行练习。在 30 分钟内讨论如何在社区预防听力损失。然后进行集体讨论（15~30 分钟）。

## 6.3 预防听力损失的简单措施

及时和完整的疫苗接种,可预防诸如风疹、麻疹、腮腺炎和脑膜炎等疾病所致的听力损失。

产前、产中和产后,对母亲和婴儿进行优质护理,可避免因出生体重过低、出生时缺氧或黄疸导致的听力损失。

孕期的任何疾病,必须进行适当治疗,尽可能使用不损害听力的药物。

职业噪声暴露者,应常规使用耳塞或耳罩保护听力,并定期进行听力检查。

避免使用扩音器、号角或其他噪声设备。使用上述设备时,应使用耳塞或耳罩保护听力。

"保护听力实操"有助于预防听高音量音乐而造成听力损失。

了解损害听力的药物。须询问医生所用药物是否影响听力,以及如何避免。

避免外伤或感染,不应将任何异物放入耳内。

不得掌掴,尤其不能击打耳部。

如耳部出现任何问题或疼痛,应尽早咨询卫生工作者或医生。

不应使用热油(滴入耳内)等家庭疗法。

如怀疑听力损失,应进行听力检测。

**多数听力损失可预防**

据估计，60% 的儿童听力损失可通过适当保健予以预防。

## ■ 培训后测试

### 第 6 章 听力损失：分级、原因及预防

| 问题 | 正确 | 错误 | 不知道 |
|------|------|------|--------|
| 听力损失患者在安静的环境中比在嘈杂的环境中更容易注意到自己听力有问题 | | | |
| 听力损失在父母近亲结婚所生的儿童中更常见（如父母是一级或二级表亲） | | | |
| 出生体重不足 3kg 的婴儿有听力损失的风险 | | | |
| 外耳道耵聍通常会导致重度听力损失 | | | |
| 某些药物会对听力造成持续性损伤 | | | |
| 有时，新冠病毒感染可导致听力损失 | | | |
| 接种疫苗可避免听力损失 | | | |
| 家庭疗法（如热油滴入耳内）是有效的，应予以推广 | | | |
| 90% 的儿童听力损失是由可预防的原因造成的 | | | |
| 得分 | | | |

第 7 章

**识别儿童和成人的听力损失**

## ■ 培训前测试

### 第7章　识别儿童和成人的听力损失

| 问题 | 正确 | 错误 | 不知道 |
|---|---|---|---|
| 1 岁儿童通常能说出两个字的词语, 如 "喝水" | | | |
| 如果父母反映孩子的语言发育不如预期, 这是正常现象, 因为有些孩子可能 "发育迟缓" | | | |
| 所有婴幼儿都应接受听力测试 | | | |
| 对低龄儿童(如 4 岁)进行听力测试时, 可指导儿童做一些简单动作, 如触摸鼻子 | | | |
| hearWHO 是世界卫生组织开发用于检查听力的应用程序 | | | |
| 听力正常者可以听到说悄悄话的声音 | | | |
| 老年听力损失患者说话声音会很轻 | | | |
| 耳内的响声被称为 "耳鸣" | | | |
| 听力图是关于耳朵的地图 | | | |
| 即使没有专业设备, 也可对全年龄段人群进行听力检查 | | | |
| **得分** | | | |

## ■ 学习目标

**在本章结束时,学员应该能够掌握以下内容。**

1. 列出婴儿和儿童听力发育的常见里程碑。
2. 考虑到儿童或成人有听力损失。
3. 根据年龄进行不同的听力测试(在没有设备的情况下)。
4. 使用 hearWHOpro 或类似测试工具。
5. 了解何时应将患者转诊并做进一步检查。
6. 了解在医疗机构内可进行哪些听力测试。

## ■ 实操技能

· 实操 F 听觉注意力分散测试
· 实操 G 3~7 岁儿童的语声测试
· 实操 H hearWHOpro 的使用
· 实操 I 耳语声测试

## ■ 所需材料和器具

· 积木或玩具(不发出响声的玩具)
· 毛巾或床单
· 拨浪鼓
· 下载 hearWHO 和 hearWHOpro 的智能手机
· 头戴式耳机或入耳式耳机(如可能,使用降噪功能)

## ■ 术语

· 自动听性脑干反应测试
· 条件化游戏测听
· 听觉注意力分散测试
· 听力发育里程碑
· hearWHO 和 hearWHOpro 应用程序
· 听力发育标志
· 耳声发射(otoacoustic emissions,OAE)测试
· 智能手机应用程序
· 耳语声测试

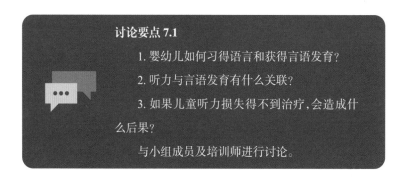

早期发现听力损失非常重要,可确保听力损失患者得到所需的治疗或康复。如发现任何听力问题,无论儿童还是成人,卫生工作者都是首选咨询对象。由于听力测试方法和手段因年龄而异,本章分为以下三个部分。

1. 识别 0~3 岁儿童的听力损失。

2. 识别 3 岁以上儿童的听力损失。

3. 识别成人的听力损失。

每部分都解释了在什么情形下应怀疑听力损失,以及如何在没有专业设备的情况下进行听力测试。并介绍了专业听力测试的适用情景。

## 7.1 儿童听力和言语发育的常见标志

儿童听力和言语发育,可采用常规的发育标志进行评估。为评估婴儿和儿童听力损失,需要熟悉这些标志,并检查婴幼儿在听力、反应和语言方面是否达到了同龄儿童的标准。

这些标志是听力和言语发展的指标,其缺失表明可能存在听力损失。如表 7-1 所述。

**讨论要点 7.2**

是否观察过婴幼儿,他们是如何对声音做出
反应并习得语言的?

与小组成员及培训师进行讨论。

表 7-1　听力和语言发育的标志*

| 年龄 | 听力和反应 | 说话 |
|---|---|---|
| 出生 ~3 个月 | · 听到大声时出现惊吓反应<br>· 父母说话时会变得安静或微笑 | · 发出"呜呜"的声音 |
| 4~6 个月 | · 眼睛会转向声源方向<br>· 能对父母语调变化做出反应<br>· 能察觉到发声玩具<br>· 能关注音乐 | · 独自或与人玩耍时,会发出呜呜声和咿呀声<br>· 发出类似说话的咿呀声,如"pa""ba""mi"等 |
| 7 个月 ~1 岁 | · 身体会转向声源方向<br>· 有人呼唤名字时会转身<br>· 理解常见物品和人物的词汇,如"水""爸爸"等<br>· 开始对简单的字和短语做出反应,如"不""过来""还要吗"等 | · 咿咿呀呀地发出长串的声音,如"mimi""upup""baba-baba"等<br>· 模仿不同的说话声音<br>· 能说 1~2 个字的词汇,如"嗨""狗""爸爸""妈妈""啊哦"等(出现在一周岁左右,但发音可不清晰) |

续表

| 年龄 | 听力和反应 | 说话 |
| --- | --- | --- |
| 1~2 岁 | · 能根据指令指出几个身体部位<br>· 能理解简单的指令,如"扔球""拿玩具"等<br>· 能对简单的问题作出反应,如"那是谁""你的鞋在哪"等<br>· 能听简单的故事、歌曲和儿歌 | · 能使用大量新的词汇<br>· 能问问题,如"那是什么""那是谁"等<br>· 能将两个词语组合在一起,如"还要苹果""不睡觉"等 |
| 2~3 岁 | · 能理解反义词,如走和停、大和小、上和下等<br>· 能理解较复杂的指令,如"拿勺子""放在桌上"等<br>· 能快速理解新的词汇 | · 能说出所有物品的名称<br>· 能描述房间以外的物品<br>· 能将三个词语组合在一起<br>· 能重复某些词语和声音 |
| 3~4 岁 | · 对另一个房间的呼叫有反应<br>· 能理解描述颜色的词汇,如红色、蓝色和绿色<br>· 能理解描述形状的词汇,如圆形和方形<br>· 能理解描述家庭成员的词汇,如兄弟、奶奶或姑姑等 | · 能回答简单的问题,如"谁""什么"和"哪里"等<br>· 能说出押韵的词,如"帽"和"猫"<br>· 说的话能被大多数人理解<br>· 能问出"什么时候"和"怎么办"等问题<br>· 能将四个词语组合在一起说 |
| 4~5 岁 | · 能听懂较长的指令,如"穿上你的睡衣""你该刷牙了""选一本书"等<br>· 能听懂并理解家庭和学校里的大部分说话内容 | · 多数时候说话没有重复<br>· 能念字母和数字<br>· 能讲小故事<br>· 能进行连续的对话 |

\* 改编自美国言语语言听力协会编写的《青少年言语、语言和听力健康发育指南》,见: https://www.asha.org/public/speech/development/chart/。

婴幼儿听力损失不易被发现。所有儿童都可出现听力损失,而作为卫生工作者,必须了解在什么情形下应怀疑听力损失,并进行进一步检测或转诊。

> **注意事项**
>
> 　家长可能怀疑孩子有听力问题,或者注意到孩子的言语发育落后。应重视此类情况,并建议家长带孩子进行听力检测。
>
> 　不容忽视!

## 7.2　识别 0~3 岁儿童的听力损失

### 如遇以下情况,应考虑 0~3 岁儿童的听力损失

　1.母亲孕期或新生儿期出现过以下问题。

　(1)母亲孕期感染:有发热或皮疹史。

　(2)母亲孕期有可能影响听力药物的使用史:如治疗疟疾或结核病的药物。

　(3)出生时缺氧:分娩时间长且分娩困难,或有胎儿脐带绕颈、出生后发绀的情况。

　(4)低出生体重:新生儿出生体重低于 1 500 克。

　(5)黄疸:新生儿黄疸指标高,父母主诉新生儿出生后数日内肤色变黄,或接受过蓝光照射或换血治疗。

　(6)新生儿在重症监护室住院时间长。

　2.耳聋家族史。

　3.头颈部有明显异常,耳畸形或缺如(无耳廓)、小下颌畸形(下颌后缩)、虹膜异色。

　4.耳部感染史。

　5.儿童言语和听力发育迟缓里程碑　多数儿童在生长发育过程中会遵循一定规律,对声音有反应并习得语言。然而,如儿童有先天性或渐进性听力损失,则对声音无反应或不能在相应年龄开始说话。

表 7-1 概述了儿童出生后各年龄段听力和语言发育的里程碑。与家长分享儿童听力和语言发育的里程碑信息。

> **注意事项**
> 如儿童不符合常见的听力和语言发育里程碑,应怀疑是否存在听力损失,并进行相应检查。

## 在没有设备的情况下,对 0~3 岁儿童进行听力测试(在社区或初级保健机构)

所有婴幼儿都要接受听力检查。需要重视具有听力损失高危因素者、听力及语言发育迟缓者。中度听力损失也可在婴幼儿发育早期阶段被发现。如婴幼儿在出生后几个月内就接受康复治疗,语言习得效果远好于晚期发现听力损失患者。因此,有些国家会对出生后的新生儿进行普遍听力测试。

如因缺乏测试条件,或测试有遗漏而导致婴幼儿未接受听力测试,且怀疑有听力损失患者,需要就近转诊至具备专业听力测试条件的医疗机构。

> **注意事项**
> 所有婴幼儿都应进行听力测试,这对可疑听力异常或语言发育迟缓的儿童尤为重要。

根据儿童年龄,采用不同方法进行听力测试。

## 出生 ~6 个月

**观察** 通过观察该年龄段儿童对声音的反应来测试听力,

如,观察强声下儿童是否惊醒或受到惊吓,以及儿童对父母的声音是否有反应(图 7-1)。

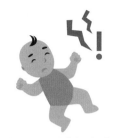

图 7-1　观察婴儿对声音的反应

## 6 个月~3 岁

**听觉注意力分散测试**　这是对 6 个月以上儿童听力损失最简单的测试方法。通过拨浪鼓声或说话声,观察儿童的反应。

注意力分散测试的详细内容见实操 F。听觉注意力分散测试结果及随访方案,如表 7-2。

表 7-2　听觉注意力分散测试结果及随访方案(6 个月~3 岁)

| 测试结果 | 随访方案 |
| --- | --- |
| 未通过 | 转诊进行听力测试 |
| 通过 | 要求父母观察儿童听力发育的里程碑,并复测 |
| 通过,但家长担心 | 转诊进行听力测试 |

转诊进行听力测试的婴幼儿可能听力正常,如可疑听力损失,需要尽快转诊进行专业听力测试。

婴幼儿听觉注意力分散测试通过后,向父母提供儿童听力和语言发育里程碑,以便在家中观察其听力和语言发育情况。

如儿童出现任何一项不符合儿童听力和语言发育里程碑的情况,父母应带其进行专业听力测试。

听力损失可出现在婴幼儿期。婴幼儿听觉注意力分散测试通过后,如父母或监护人在儿童任何年龄段怀疑其听力损失,需要复诊并进行听力测试。

---

📋 **注意事项**

如怀疑婴幼儿听力异常,请转诊并进行专业听力测试。

## 实操 F　注意力分散测试

**目的**

听觉注意力分散测试,通过观察6个月~3岁婴幼儿对声的反应,帮助判断是否存在听力损失。

**所需材料和器具**

1. 两位测试者(一人为吸引注意力者,另一人为测试者)。

2. 积木或玩具(不发出响声的玩具)。

3. 毛巾或床单。

4. 拨浪鼓。

**步骤**

1. 务必在安静的房间内进行。

2. 婴幼儿坐在父母的腿上,要求父母保持端坐并安静。

3. 吸引注意力者,坐在婴幼儿前方,手持积木(或其他玩具)。

4. 测试者,坐在婴幼儿后侧方,手持拨浪鼓。测试者与婴幼儿保持约1米距离。

5. 吸引注意力者,与婴幼儿一起玩游戏,如堆积木。

6. 吸引注意力者,停止游戏,用毛巾或床单盖住积木(或玩具)。

7. 测试者,轻轻摇动拨浪鼓5秒钟。婴幼儿应转向声源。

8. 测试者,移到婴幼儿的另一侧后方。

9. 重复步骤5~7。首先重复步骤5和步骤6。在不发出声音的情况下,婴幼儿不应转头。为了交叉确认,当重复步骤 7 时,婴幼儿听到拨浪鼓声而转头。

　　10. 如婴幼儿未转向声源,可发出更大的拨浪鼓声进行重复测试。如仍无反应,应转诊进行进一步专业听力测试(图 7-2)。

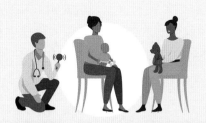

图 7-2　听觉注意力分散测试

📋 **注意事项**

　　如没有拨浪鼓,测试者可自己发声。在婴幼儿左右两侧使用低频的"ooo"声和中频的"eee"声。如怀疑有听力损失,务必转诊!

## 7.3　识别 3 岁以上儿童的听力损失

### 如遇以下情况,需怀疑儿童听力损失

1. 不说话或未达到同龄儿童言语和语言发育水平(表 7-1)。

2. 经常要求别人重复所说内容。

3. 调高电视音量,或通电话时难以听清对方说话的内容。

4. 在学校表现欠佳或存在行为问题。如儿童听不清指令,常常不能做出正确反应或表现。

### 耳部感染症状

1. 耳溢液(耳流脓)史,也称为"耳流水"。

2. 主诉耳部疼痛、耳闷堵或耳鸣。

3. 发热并伴有耳痛。

在没有设备的情况下,3 岁以上儿童可以通过以下方式检测听力损失(在社区或初级卫生保健机构进行)。

1. 语声测试(实操 G) 适合 3~7 岁儿童。

2. 耳语声测试(实操 H) 适合 7 岁以上儿童。

### 实操 G 语声测试

**介绍**

本测试可用于 3~7 岁儿童的听力检查。测试过程中,要求儿童做一些简单的动作。

**所需材料和器具**

无要求。

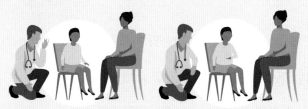

图 7-3 语声测试

**步骤**

1. 首先,儿童应选择舒适位置坐好,准备听从测试者的指令。

2. 测试环境务必安静,用儿童能理解的语言进行表达。

3. 对指令类型进行示范,并要求儿童执行该动作。例如,让他 / 她用手指向自己的头部,或自己的肚子。测试者说出指令时,儿童同时做这个动作(如指令为"指指你的牙齿",测试者指向自己的牙齿)。

4. 重复数次上述内容。确认儿童理解测试要求后,请另一位测试者蹲在儿童身后,以耳语声发出指令。

5. 第一位测试者坐在儿童前方,观察儿童对指令的反应。

6. 然后,儿童身后的测试者小声发出指令,如"摸摸你的鼻子""指指你的嘴""摸摸你的肚子"等。注意不能使用前面示范时出现过的指令。

7. 如儿童未对指令做出反应,蹲在儿童后方的测试者,应重复测试指令或发出不同的耳语声指令。

8. 如儿童仍无反应,蹲在儿童后方的测试者,应提高音量至正常说话的水平。

9. 如儿童仍无反应,再增加重复数次或改变指令内容。

10. 如儿童仍无反应,可尝试解释测试要求,并再次测试。

11. 如仍无明确反应,务必将儿童转诊进行专业听力测试(图 7-3)。

**注意事项**

如怀疑有听力损失,务必转诊!

 **讨论要点 7.3**

你认为在社区中对儿童进行语声测试时,最合适的指令是什么?

与小组成员及培训师进行讨论。

## 实操 H　耳语声测试

### 介绍

耳语声测试是一项基本的听力测试,可用于 7 岁以上的儿童和成人(图 7-4)。

### 所需材料和器具

无要求。

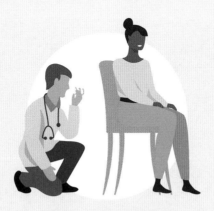

图 7-4　耳语声测试

**步骤**

1. 测试环境务必安静。

2. 洗手。

3. 告知接受测试的儿童或成人："在听力测试时，请你用手堵住一侧耳，测试另一侧耳。我大声说出一些字母和数字。你需要重复说出来。"告知对方如何用手指按压耳屏，堵住耳朵。

4. 让受试者坐在椅子上，测试者蹲在其身后约一臂距离（约 60cm）。

5. 要求受试者用一个手指按住耳屏，堵住非测试耳。并要求其用手指慢慢做旋转动作。

6. 测试者深吸气并完全呼出后，小声说出数字和字母组合。

7. 测试者发出数字 - 字母 - 数字组合的耳语声（如"4-K-2"）。

8. 要求受试者说出听到的内容。

9. 如受试者正确说出了组合内容，则继续测试另一侧耳。双侧耳的测试，务必使用不同的数字 - 字母 - 数字组合。

10. 如受试者未能正确说出组合内容，则以不同的数字 - 字母 - 数字组合重新测试。如受试者在第二轮测试中正确重复了 6 个组合中的 3 个，则判定为通过测试。

11. 记录测试结果。

**补充说明**

1. 如受试者耳语声测试通过,多为听力正常。然而不能排除轻度听力损失,或某些频率的听力损失。因此,耳语声测试并不是一项完全可靠的听力损失测试方案。

2. 测试者站在受试者身后约一臂距离(约 60cm),深吸气并完全呼出后,小声说出数字和字母组合。否则,耳语声过大,受试者容易通过测试。

3. 如受试者耳语声测试未通过,或因其他原因怀疑听力损失,则应转诊进行专业听力测试。

## 7.4　识别成人听力损失

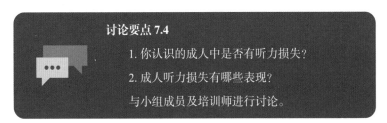

**讨论要点 7.4**

1. 你认识的成人中是否有听力损失?

2. 成人听力损失有哪些表现?

与小组成员及培训师进行讨论。

## 如遇以下情况,要怀疑成人听力损失

1. 说话声很大或很小(患听力损失的老年人可能说话声很大,这是听力损失的重要标志。但有些听力损失患者可能说话声很小)。

2. 难以听清别人的说话内容,尤其是在嘈杂的环境中(如餐馆)。

3.电话交谈中难以听清别人的说话内容。

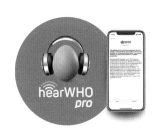

4.常常要求别人重复讲话内容。

5.提高电视或广播的音量。

6.主诉有耳鸣。

7.有耳部感染症状,如耳溢液或耳痛。

## 在没有设备的情况下,检查成人听力(社区或初级保健机构)

通过使用 hearWHO 应用程序,在社区或家中进行简单的听力测试。hearWHO 由世界卫生组织开发,经过验证可用于社区听力筛查。hearWHO 的应用程序有以下两个版本。

1. hearWHO 供个人使用　智能手机都可下载并按照说明使用。

2. hearWHOpro 供卫生工作者使用　卫生工作者可以通过应用程序对社区内的成人进行听力筛查。

查阅实操 I:hearWHOpro 应用程序

耳语声测试也可用于成人听力筛查。请查阅实操 H:耳语声测试。所有未通过者都需转诊进行专业听力测试。

---

### 实操 I　hearWHOpro 应用程序

#### 介绍

hearWHOpro 经过验证可用于听力筛查,是一项噪声下数字言语测试。该应用程序在背景噪声下播放三个数字的组合,并要求受试者做出反应(图 7-5)。

hearWHOpro 筛查结果为信噪比（signal-to-noise ratio，SNR），可反映受试者的听力水平。

**所需材料和器具**

1. 安装有 hearWHOpro 应用程序的安卓或 iOS 系统的手机。hearWHOpro 应用程序可从 App store 或 Play store 免费下载。目前，hearWHOpro 有中文、英文、法文和西班牙文版本，hearWHOpro 测试界面如图 7-6。

2. 优质耳机（如有可能，请使用有降噪功能的耳机）。

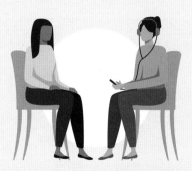

图 7-5　hearWHOpro 测试场景

**步骤**

1. 在设备（如智能手机）上安装 hearWHOpro 应用程序。

2. 在使用前熟悉应用程序。

3. 为正确使用该应用程序，应在安静环境下进行测试。如背景噪声太大，测试结果可能不准确。

4. 选用优质耳机，与设备配合使用，确保每次测试后清洁耳机。

5. 向受试者介绍免责声明,并在检查听力前征得其同意。

6. 输入受试者信息(如性别),然后选择出生年份。

7. 询问受试者使用的第一语言(可选择中文或英文播放数字),此信息对评估参与者的得分非常重要。

8. 为受试者正确佩戴耳机(完全戴在耳上)。

9. 受试者将听到每组 3 个数字。把耳机音量调整到能舒适地听清 3 个数字。请注意,应调整到舒适的音量,而不是能听到的最低音量。

10. 向受试者解释测试过程。

(1) 测试开始后,会在背景噪声下听到 3 个数字。

(2) 仔细听并识别 3 个数字,然后在界面键盘上输入 3 个数字,并按"确认"键,然后继续。

(3) 如不确定听到的数字,可以猜测并输入数字,然后按"确认"键。注意:每听完 1 组数字都需要进行同样的操作,即使不确定自己听到的数字是什么。

11. 共测试 23 组数字。

12. 测试需要 3~4 分钟,确保受试者不受干扰。准备完毕后,请按下"开始"键。受试者也可选择在界面上观看简短的操作示范,以便更好地了解测试要求。

13. 测试完成后,在应用程序中将显示得分。

(1) 如得分低于 50 分:可能有某种程度的听力损失。得分越低,听力损失可能越重。应将受试者转诊至医疗机构进行听力测试。

（2）如得分为 50~75 分：建议受试者定期检查听力，以了解听力是否下降。

（3）如得分高于 75 分：表明受试者听力正常。建议正确进行耳保健，保护听力免受噪声影响。

14. 如受试者不确定自己是否正确地完成了测试，或操作者认为需要重新测试，请重新测试后再保存结果。

15. 测试结果可导出并保存在电脑上。

16. 测试结果也可通过社交软件或电子邮件发送给受试者。

17. 可在应用程序菜单的"历史"选项中，通过受试者编号搜索结果。

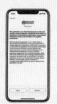
hearWHOpro 界面
免责声明

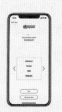
hearWHOpro 界面
受试者信息

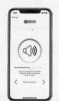
hearWHOpro 界面
音量调节

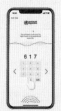
hearWHOpro 界面
正在输入数字

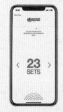
hearWHOpro 界面
完成了 23 组测试

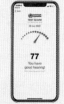
hearWHOpro 界面
显示受试者得分

图 7-6　hearWHOpro 测试界面

**练习 7.1　听力自测**

　　这项练习需要在安静的环境下单独进行。使用 hearWHOpro 应用程序，进行听力自测。完成测试后，与小组成员讨论得分以及提示的意义。

**注意事项**

　　即使通过耳语声测试或在 hearWHOpro 应用程序中得分超过 50 分，如有以下主诉，也应转诊进行听力测试。

　　1. 在嘈杂或安静的环境下听声困难。

　　2. 常常出现耳鸣。

　　3. 有耳病史，如耳溢液史。

## 7.5　使用专业设备诊断听力损失

　　如怀疑听力损失，需要转诊至具备听力诊断资质的医院或诊所，进行进一步检查。如医院或诊所具备专业设备，根据成人或儿童的年龄，进行相应测试。

**下述测试需要专业设备，通常只在医疗机构配置，下列测试方法供参考**

　　**0~5 岁儿童**　5 岁以下的儿童，一般不能对测试做出可靠的行为学反应，因此该年龄段儿童应转诊至专科医生处，进行非行为测试的听力检查，常见的测试方法如下。

　　·耳声发射（otoacoustic emissions，OAE）测试：可对 5 岁以

下的儿童进行测试。该测试可通过便携式设备进行,快速且易于操作(图 7-7)。

如耳声发射测试两次均未通过,应进行自动听性脑干反应测试。

· 自动听性脑干反应(automatic auditory brainstem response, AABR)测试:通常只在专业机构提供。一般需要在婴幼儿服用镇静剂后进行。

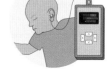

图 7-7　耳声发射测试

**居住地附近的医疗机构可提供 OAE 或 AABR 检查,了解所在地区是否可提供上述检查**

**5 岁以上儿童**　5 岁以上儿童和成人均可采用简单的行为测试进行听力检查,即纯音测听(pure tone audiometry, PTA),测试设备如图7-8。

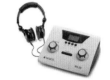

图 7-8　听力计

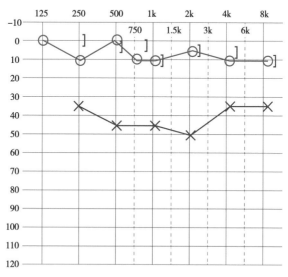

图 7-9　听力图

测试时,双耳分别听不同频率的声音,要求儿童或成人在听到声音后做出相应反应。听力测试结果描记为听力图(图7-9)。

听力图显示了不同频率的听阈(人耳能听到的最小声音)。

小龄儿童难以理解纯音测听的测试要求。但可通过玩游戏,即在听到声音后做出相应反应。该测试被称为"游戏测听"(图7-10)。

除上述方法外,5岁以上儿童也可采用其他设备进行听力测试,如Shoebox测听或hearTest。

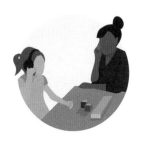

图7-10　游戏测听

## 练习7.2　角色扮演

分成4组,每组分配一项练习。每项练习都要进行角色扮演(在特定场景下进行)。

1. 用约30分钟讨论和准备角色扮演,如有需要,可请培训师进行说明。

2. 讨论后,向小组成员介绍自己的角色。尽可能多人参与,分别扮演"儿童""母亲""父亲""医生""助理"等角色。

3. 每组角色扮演不超过10分钟。

4. 每次角色扮演结束后,请所有小组成员进行反馈,讨论角色扮演的经验和不足。

**角色扮演的4种场景**

1. 小龄儿童(1岁)　询问相关问题以评估其听力,通过注意力分散测试评估"儿童"听力。

2. 5 岁儿童　询问相关问题以评估其听力,通过语声测试评估"儿童"听力。

3. 10 岁儿童　询问相关问题以评估其听力,通过耳语声测试评估"儿童"听力。

4. 60 岁女性　询问相关问题以评估其听力,通过 hearWHO 应用程序评估其听力。

## ■ 培训后测试

### 第 7 章　识别儿童和成人的听力损失

| 问题 | 正确 | 错误 | 不知道 |
|---|---|---|---|
| 1 岁儿童通常能说出两个字的词语,如"喝水" | | | |
| 如果父母反映孩子的语言发育不如预期,这是正常现象,因为有些孩子可能"发育迟缓" | | | |
| 所有婴幼儿都应接受听力测试 | | | |
| 对低龄儿童(如 4 岁)进行听力测试时,可指导儿童做一些简单动作,如触摸鼻子 | | | |
| hearWHO 是世界卫生组织开发用于检查听力的应用程序 | | | |
| 听力正常者可以听到说悄悄话的声音 | | | |
| 老年听力损失患者说话声音会很轻 | | | |
| 耳内的响声被称为"耳鸣" | | | |
| 听力图是关于耳朵的地图 | | | |
| 即使没有专业设备,也可对全年龄段人群进行听力检查 | | | |
| 得分 | | | |

# 第 8 章

# 听力损失的康复

## ■ 培训前测试

### 第8章　听力损失的康复

| 问题 | 正确 | 错误 | 不知道 |
|---|---|---|---|
| 要等到1岁时,才开始对婴儿进行听力康复 | | | |
| 人工耳蜗收集声音,放大并传至耳内 | | | |
| 助听器进水不会对其造成影响 | | | |
| 晚上助听器应存放在密封容器中 | | | |
| 应鼓励儿童在清醒状态下尽量长时间佩戴助听器 | | | |
| 助听器的导声管可以清洗 | | | |
| 人工耳蜗通过手术植入耳内,外部无可见装置 | | | |
| 全世界只有一种统一的手语 | | | |
| 任何人都可以学习手语 | | | |
| 需要教会患者如何保养助听器 | | | |
| 得分 | | | |

## ■ 学习目标

**本章结束时,学员应该能够掌握以下内容。**

1. 解释听力损失早期识别和干预的重要性。
2. 列出听力损失患者的康复方式和方法。
3. 指导如何保养助听器。
4. 理解为何使用手语可使所有听力损失患者受益。
5. 告知患者在学校使用环路和调频系统(frequency modulation systems,FM)系统的重要性。
6. 为听力损失患者提供辅助交流方法,例如警报信号器、字幕等。

## ■ 所需材料和器具

1. 助听器(带电池)。
2. 人工耳蜗模型(如可能)。

3. 助听器或人工耳蜗使用者、聋儿的父母、手语使用者。

## ■ 术 语

- 警报信号器
- 辅助技术
- 听觉训练
- 字幕服务
- 人工耳蜗
- 早期干预
- 电信号
- 外部处理器
- 助听器
- 听力损失康复
- 环路系统 /FM 系统
- 麦克风
- 手语
- 言语 / 语言治疗
- 发射器

**讨论要点 8.1**

遇见过助听器使用者或人工耳蜗使用者或手语使用者吗?

与小组成员及培训师进行讨论。

康复通常指在药物或手术无法治疗听力损失的情况下,向患者提供的解决方案。多数情况下,听力康复可将听力损失的影响降到最低。

## 8.1 早期干预

一旦确诊为听力损失,就应立即开始康复,以获得最佳效果。出生后 3 月龄内诊断为听力损失的婴儿,并在 6 月龄内开始干预,就能获得与听力正常同龄婴儿相同的语言发育。

对成人和儿童而言,关键是尽早发现听力损失,立即开始康复,并使用人工听觉装置,以尽量减少与他人交流时遇到困难。

听力康复包括使用助听器、人工耳蜗、手语和康复治疗。这些方法将在以下章节中详细阐述。

## 8.2 使用助听器

助听器是一种放大声音的装置(图 8-1)。无论年龄大小、无论听力损失类型或何种原因,都可以使用助听器。多数无法通过药物或手术治疗的听力损失患者,可受益于助听器。

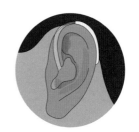

图 8-1　助听器示范

助听器的工作原理如下。

1.使用麦克风收集声音,放大声音。

2.通过扬声器将放大的声音传至外耳道。

使用助听器可使患者听到裸耳无法听到的细微声音。高质量的助听器可以根据患者的听力进行个性化编程。因此,助听器能与患者需求精准匹配。

多数助听器,需要由听力师或助听器验配师进行验配和编程。有些助听器可不经过验配,购买后直接使用。

> 助听器可以放大声音,帮助听力损失患者听得更清楚。

助听器应在清醒时一直佩戴。这对儿童尤其重要,因为他们需要通过听周围的声音进行学习。

助听器需要使用电池,通常每隔几天就要更换。学会使用助听器,以及处理使用过程中出现的问题,非常重要。

> **注意事项**
>
> 耳部感染或流脓的患者,不应使用助听器。佩戴助听器有时会加重感染。应将患者转诊至医生或专科医生处。

## 8.3　人工耳蜗

人工耳蜗是一种医疗电子装置(图8-2),适用于无法受益于助听器的重度或极重度听力损失患者。与助听器不同,人工耳蜗将声音转换为电信号。电信号刺激螺旋神经节细胞,通过听神经传到大脑。大脑识别声音或言语信号,帮助患者听到声音。

人工耳蜗需要通过手术植入到耳内。人工耳蜗由以下几个部分组成。

1. 收集声音的麦克风。

2. 安装在耳后或头部的外部处理器,外观类似助听器。处理器将声音转换为电信号。

3. 外部发射器,将电信号从处理器发送到内部植入体。

4. 内部装置,术中植入耳后皮下,将电信号传递至耳蜗以刺激听神经。

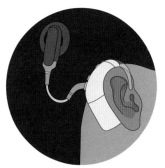 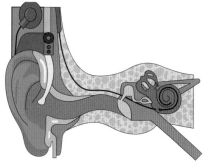

人工耳蜗:外部发射器　　　　人工耳蜗:内部装置

图 8-2　人工耳蜗的组成

### 练习 8.1　角色扮演

1. 学员组队完成练习,一人扮演"卫生工作者",另一人扮演"助听器使用者"。

2. "卫生工作者"向"助听器使用者"解释如何保养助听器。

3. "助听器使用者"提出有关助听器的问题,由"卫生工作者"回答。

4. 然后进行角色互换。

## 8.4 手语

耳聋(即有重度或极重度听力损失)儿童和成人,可在使用手语中受益。手语是口语的重要替代。手语与口语相似,但手语比较复杂,可通过手、手臂的动作和变换位置,配合口型,表达不同的想法、思想和感受。

目前,全球有超过 250 种不同的手语在使用(图 8-3)。

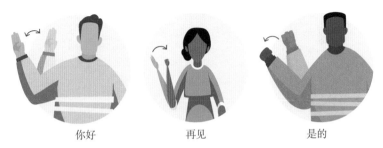

你好      再见      是的

图 8-3 手语中的词汇实例

在无法使用助听设备的情况下(如不能获益或无法获取),学习手语尤其重要。手语能帮助聋人相互交流并获得教育机会。可向接受过手语教学培训和熟悉使用手语者学习。

耳聋患者的家人、照护者和教师都可以学习使用手语,便于和聋人或家庭成员进行良好的沟通。

手语是通过手、手臂的移动和变换位置,配合口型进行交流。

## 8.5  治疗和训练

听力损失儿童通常需要以下治疗和训练。

1.言语和语言治疗,帮助学习口语。

2.听觉训练,学习如何使用助听器或人工听觉植入装置,以便在交流中获得最佳效果。

---

📑 **注意事项**

　　许多有听力损失的成年人可以单独从听觉训练中受益,或在使用助听器的基础上受益。

---

## 8.6  其他辅助技术

辅助技术的使用可以帮助听力损失患者更好地交流。辅助技术示例包括以下内容。

1.环路系统或 FM 系统(尤其在校内、会议室、剧院等环境中)。

2.警报器。

3.字幕服务。

**练习 8.2　角色扮演**

　　1.小组成员分为 4 组(或更多),每个小组进行角色扮演练习。

　　2.每个小组用半小时讨论和准备角色扮演。

3. 半小时后,每个小组进行角色扮演,所有小组成员都应参与。扮演角色包括"儿童""母亲""父亲""医生""辅助人员"等。

4. 每个小组的角色扮演不超过 10 分钟。

5. 每次角色扮演结束后,与全体组员进行讨论。

**角色扮演的想法**

1. 诊断为耳聋的 1 岁儿童　就其康复需要和可能的治疗方案向其父母提供建议。

2. 诊断为重听的学龄儿童　向家长提供建议,学校可提供哪些方案以确保其能够听到和进行正常学习。

3. 不愿意使用助听器的老年人　向其解释佩戴助听器的重要性。

4. 希望了解手语并帮助聋儿的家长　向家长解释什么是手语,如何学习手语以及如何帮助他们。

## ■ 培训后测试

### 第 8 章　听力损失的康复

| 问题 | 正确 | 错误 | 不知道 |
| --- | --- | --- | --- |
| 要等到 1 岁时,才开始对婴儿进行听力康复 | | | |
| 人工耳蜗收集声音,放大并传至耳内 | | | |
| 助听器进水不会对其造成影响 | | | |
| 晚上助听器应存放在密封容器中 | | | |

续表

| 问题 | 正确 | 错误 | 不知道 |
|------|------|------|--------|
| 应鼓励儿童在清醒状态下尽量长时间佩戴助听器 | | | |
| 助听器的导声管可以清洗 | | | |
| 人工耳蜗通过手术植入耳内,外部无可见装置 | | | |
| 全世界只有一种统一的手语 | | | |
| 任何人都可以学习手语 | | | |
| 需要教会患者如何保养助听器 | | | |
| **得分** | | | |

# 第 9 章

# 卫生工作者及医生在耳和听力保健方面的作用

## ■ 培训前测试

### 第9章 卫生工作者及医生在耳和听力保健方面的作用

| 问题 | 正确 | 错误 | 不知道 |
|---|---|---|---|
| 只有专科医生才能识别和治疗常见的耳病 | | | |
| 应定期使用棉棒/棉签清洁耳部 | | | |
| 强声造成的听力损失是永久性的 | | | |
| 家庭疗法可以帮助治疗耳和听力问题 | | | |
| 在嘈杂环境下使用耳塞可以保护听力 | | | |
| 与重听者交谈时,应确保面对面站立,且面部有足够的光线 | | | |
| 成人可以使用世界卫生组织的 hearWHO 应用程序来检查和随访听力 | | | |
| 父母不需要向老师告知儿童的听力损失,否则会使其在学校面临歧视 | | | |
| 对听力损失患者喊叫有助于他们听到声音 | | | |
| 每年的 3 月 3 日是世界听力日 | | | |
| 得分 | | | |

■ **学习目标**

**在本章结束时,学员应该掌握以下内容。**

1. 了解卫生工作者及医生在听力损失及耳病预防、早期识别方面可发挥的作用。
2. 能够提供有关耳和听力保健"该做"和"不该做"的建议。
3. 了解免受音乐等强声造成听力损失的简单方法。

■ **术 语**

· 耳保健
· 护耳
· 早期识别
· 保护听力
· 预防听力损失
· 康复

**讨论要点 9.1**

卫生工作者及医生在对耳病和听力损失患者以及相关风险人群的处理中,可发挥哪些作用?

与小组成员及培训师进行讨论。

## 9.1 卫生工作者和初级保健医生

卫生工作者和医生在耳病及听力损失的预防、治疗和康复方面可以发挥重要作用。具体责任范围由国家或地方政府制定。

卫生工作者的职责包括以下内容。

1. 常见耳病的识别和治疗。
2. 为耳病患者提供指导,必要时转诊。

3. 早期识别儿童和成人的听力损失,并为其提供听力测试和康复指导。

4. 为耳保健、耳溢液处理、助听器保养以及如何与听力损失患者沟通提供指导。

5. 加强对社区居民的宣传教育,提高人们对听力损失的认识。

6. 帮助听力损失患者融入社会。

医生的职责包括以下内容。

1. 常见耳病的识别和治疗。

2. 为需要耳病专科护理的患者提供指导。

3. 早期识别儿童和成人的听力损失,并为其提供听力测试和康复指导。

4. 为耳保健、耳溢液处理、助听器保养以及如何与听力损失患者沟通进行指导,为耳和听力保健卫生工作者提供支援。

5. 加强对社区居民的宣传教育,提高人们对听力损失的认识。

6. 帮助听力损失患者融入社会。

## 9.2　提高社区居民对听力损失的认识,加强宣传教育

多数听力损失是可以预防的。卫生工作者和医生有责任提高社区居民对听力损失患病率的认识。帮助社区居民采取以下措施预防听力损失。

1. 确保接种风疹、麻疹、腮腺炎和脑膜炎疫苗。

2. 确保母婴在产前、产中和产后得到优质保健。

3. 保护听力,不受工作和环境的强声影响。

4. 了解如何在听高音量音乐时保护听力。

5.了解损害听力的药物。应询问医生所开药物是否会影响听力以及应该如何避免损害。

6.通过列出"应该"和"不应该"的建议保护耳和听力(图 9-1、图 9-2)。

7.重视 3 月 3 日的世界听力日,并在社区内宣传耳和听力保健的相关知识。

## 应该

在嘈杂的地方使用耳塞　　定期检查听力　　如有需要,常规佩戴助听设备　　如有耳或听力问题,尽快就诊

图 9-1　保护耳和听力"应该"做的事

## 不应该

把棉签、油、小棒或别针放入耳内　　在不十净的水域游泳或洗澡　　与他人共用耳机或耳塞　　听吵闹的声音或音乐

图 9-2　保护耳和听力"不应该"做的事

## 9.3　推进早期干预

早期识别是解决听力损失的关键。卫生工作者和医生可通过以下方式推进。

1. 注意可疑听力损失的迹象。

2. 在没有设备的情况下检查听力。

3. 强调早期识别和康复的重要性。

> 卫生工作者和医生**必须**指导人们进行听力检测，确诊听力损失患者**应及时**进行康复治疗。

## 9.4　帮助听力损失者

卫生工作者和医生可通过推广以下简单措施，为听力损失患者提供更多帮助。

### 如何与重听者交谈

1. 清晰而缓慢地说话，不要喊叫。

2. 在光线充足之处，面向他们，让他们看到你的面部。

3. 不要夸张或扭曲嘴唇，这会使对方更难听懂你说的话。

4. 尽量减少背景噪声，尤其是在学校和工作中。即使听力损失患者佩戴了助听器，嘈杂的背景噪声也会使他们很难听清。

5. 如在集体中（社会、家庭或工作场所）有听力损失患者，应确保每次仅一个人说话。这可使听力损失患者参与到对话中。

6. 如使用防护口罩，尽量使用质量好的透明口罩。这将有助于听力损失患者读懂唇语。如果没有质量好的透明口罩,最好使用医用口罩而不是布制口罩。

## 如何帮助听力损失患者

1. 如果患者未进行听力测试,应鼓励他们进行听力测试。

2. 如有条件,应指导他们使用助听设备。

3. 如有需要,应鼓励他们使用手语(hearWHO 应用程序可以帮助检查和随访听力状况)。

4. 与听力损失或耳聋患者交谈时,引导讲话者采取适当姿势,确保面部光线充足,并完全面向他们(图 9-3)。

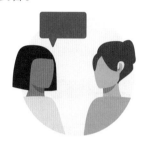

图 9-3　与听力损失或耳聋患者交谈

## 如何帮助听力损失儿童

帮助听力损失儿童面临特殊挑战。

1. 帮助儿童学会在家庭和学校提出需求,例如鼓励孩子在助听器不工作或需要他人重复说话时,告知老师或家长。

2. 鼓励家长将儿童的听力损失情况告知老师,以便老师能够采取措施与儿童进行良好沟通。

3. 指导老师如何以最佳方式与儿童沟通,例如让儿童坐在班级前面;说话时要面向儿童;清晰而缓慢地说话;鼓励孩子在需要别人重复时示意。

4. 向家长和老师介绍手语,并鼓励他们将学习手语作为一种交流方式(图 9-4)。

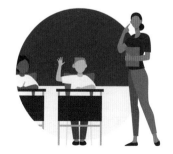

图 9-4　如何帮助听力损失儿童

> 📋 **注意事项**
>
> 在适当听力保健和帮助下,听力损失患者可以做到和听力正常者一样,不应被排除在任何活动之外。

## 练习 9.1 讨论

在 4 或 5 个人的小组中,学员讨论如何改善社区耳和听力保健工作。首先分组讨论,然后集体讨论。

## ■ 培训后测试

### 第 9 章 卫生工作者及医生在耳和听力保健方面的作用

| 问题 | 正确 | 错误 | 不知道 |
|---|---|---|---|
| 只有专科医生才能识别和治疗常见的耳病 | | | |
| 应定期使用棉棒/棉签清洁耳部 | | | |
| 强声造成的听力损失是永久性的 | | | |
| 家庭疗法可以帮助治疗耳和听力问题 | | | |
| 在嘈杂环境下使用耳塞可以保护听力 | | | |
| 与重听者交谈时,应确保面对面站立,且面部有足够的光线 | | | |
| 成人可以使用世界卫生组织的 hearWHO 应用程序来检查和随访听力 | | | |
| 父母不需要向老师告知儿童的听力损失,否则会使其在学校面临歧视 | | | |
| 对听力损失患者喊叫有助于他们听到声音 | | | |
| 每年的 3 月 3 日是世界听力日 | | | |
| **得分** | | | |

# 第 10 章

# 世界卫生组织的行动

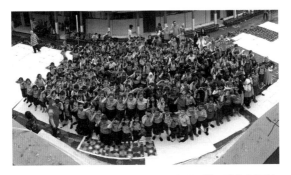

图 10-1　2019 年世界听力日"提升认识"摄影比赛图片

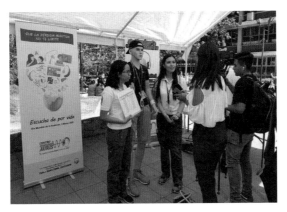

图 10-2　2020 年洪都拉斯举行的世界听力日活动

世界上许多国家和地区,对于识别和管理耳病和听力损失患者的能力都很有限,甚至完全缺失。

世界卫生组织与各国政府和合作伙伴联合倡导,在世界各国发展耳和听力保健服务并提供技术援助,以实现耳和听力问题的识别和管理。世界卫生组织在耳和听力保健领域,倡导以下主要措施。

1. 人人享有 H.E.A.R.I.N.G.　世界卫生组织与各国政府、专家和民间协会合作,努力将以人为本的耳和听力保健纳入国家卫生计划。本手册是该行动的一部分。

2. **世界听力日（3 月 3 日）**　由世界卫生组织牵头的年度宣传活动，旨在提高全球对听力损失的认识（图 10-1、图 10-2）。

3. **保护听力**　这是一项全球倡议，旨在减少因娱乐强声和噪声暴露所致听力损失。

4. **世界听力论坛**　这是由世界卫生组织主办的全球联盟，旨在倡导将耳和听力保健纳入国家卫生计划。

5. **AUDIRe**　这是一项改善获取助听器和听力服务的全球倡议，尤其是在中低收入国家。

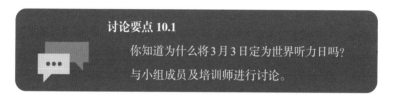

**讨论要点 10.1**

你知道为什么将 3 月 3 日定为世界听力日吗？
与小组成员及培训师进行讨论。

可通过以下方式支持世界卫生组织的活动。

1. 参加世界听力日活动。这是由世界卫生组织举办的年度宣传活动，每年 3 月 3 日举行。

2. 倡导"保护听力"。

3. 利用现有世界卫生组织提供的提高社区居民对听力损失的认识和加强宣传教育的相关资料。

4. 加入并推进世界听力论坛的活动。

要了解更多信息，请访问世界卫生组织网页。

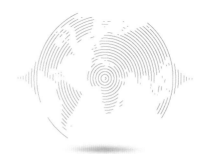

人人享有耳和听力保健！
让我们实现它。

附录

# 记录和诊断耳和听力问题的图表

## 附录1 听力损失分级

根据听力损失程度进行分级(附表1)。

附表1 听力损失分级

| 分级 | 较好耳听阈*/dB | 多数成年人在安静环境下的听觉体验 | 大多数成年人在嘈杂环境中的听觉体验 |
|---|---|---|---|
| 正常听力 | < 20 | 听声音无困难 | 听声音无问题或有轻度问题 |
| 轻度听力损失 | 20~ < 35 | 交谈无困难 | 交谈可能有困难 |
| 中度听力损失 | 35~ < 50 | 交谈可能有困难 | 聆听和参与交谈有困难 |
| 中重度听力损失 | 50~ < 65 | 交谈有困难提高音量后没有困难 | 多数情况下聆听和参与交谈有困难 |
| 重度听力损失 | 65~ < 80 | 大部分交谈内容都听不到,提高音量后也有困难 | 聆听或参与交谈特别困难 |
| 极重度听力损失 | 80~ < 95 | 提高音量后也特别困难 | 听不到交谈声 |
| 完全听力损失/全聋 | ≥ 95 | 听不到言语声和大部分环境声 | 听不到言语声和大部分环境声 |
| 单侧听力损失 | 较好耳< 20 较差耳≥ 35 | 可能没有困难,除非声音靠近差耳;声源定位可能有困难 | 聆听或参与交谈可能有问题;声源定位可能有困难 |

\* 听阈是指较好耳在500、1 000、2 000、4 000Hz处,可检测到的最小声音强度的平均值。

📑 **注意事项**

上述分类和等级仅供流行病学使用,且只适用于成人。应用此分类时,必须牢记以下几点。

（续）

1. 虽然听觉指标（如听力损失分级、纯音平均听阈）概括了关于个人听阈的有用信息，但不应将其用作评估残疾或提供干预措施（包括助听器或人工耳蜗）的唯一决定因素。

2. 在安静环境下通过耳机测试纯音的能力，本身并不是听力残疾的可靠指标。不应仅使用听力指标来衡量在背景噪声下交流时遇到的困难（应依靠听力损失患者的主诉）。

3. 无论不对称性的程度如何，单侧听力损失都可能会对个人带来重大挑战。因此，需要根据所经历的困难进行适当的关注和干预。

---

**注意事项**

本手册的不同章节提供了相应的信息和资源，可在社区早期发现听力问题。此外，还提供了一些常见耳部问题的治疗方法，以及何时需要转诊至专科医生处进行咨询。

## 附录 2　患者记录表

附表 2　患者记录表

| 患者信息和检查记录 |
| --- |
| 患者姓名： |
| 评估者： |
| 性别： |
| 年龄： |
| 日期： |
| 职业： |
| 地点： |

续表

| 病史 |
|---|
| 患耳：右耳 / 左耳 / 双耳 |
| 听力损失： |
| 耳溢液： |
| 耳痛： |
| 其他（描述）： |
| 其他（描述）： |
| 其他（描述）： |

| 耳廓 | |
|---|---|
| 左耳 | 右耳 |
| 正常 / 异常 | 正常 / 异常 |
| 耳钉所致感染 | 耳钉所致感染 |
| 皮肤感染 | 皮肤感染 |
| 耳廓感染 | 耳廓感染 |
| 耳前瘘管 | 耳前瘘管 |
| 耳廓损伤 | 耳廓损伤 |
| 耳廓畸形 | 耳廓畸形 |
| 其他问题描述： | 其他问题描述： |

| 外耳道 | |
|---|---|
| 左耳 | 右耳 |
| 正常 / 异常 | 正常 / 异常 |
| 耵聍 | 耵聍 |
| 异物 | 异物 |
| 外耳道炎 | 外耳道炎 |
| 真菌感染 | 真菌感染 |
| 其他问题描述： | 其他问题描述： |

| 鼓膜 | |
|---|---|
| 左耳 | 右耳 |
| 正常 / 异常 | 正常 / 异常 |
| 感染 / 充血 | 感染 / 充血 |

续表

| 鼓膜 ||
|---|---|
| 穿孔 | 穿孔 |
| 标志不清 / 内陷 | 标志不清 / 内陷 |
| 耳前瘘管 | 耳前瘘管 |
| 胆脂瘤 | 胆脂瘤 |
| 其他问题描述： | 其他问题描述： |

| 乳突 ||
|---|---|
| 左耳 | 右耳 |
| 正常 / 红肿 / 肿胀 | 正常 / 红肿 / 肿胀 |

| 面神经 ||
|---|---|
| 左耳 | 右耳 |
| 正常 / 面瘫 | 正常 / 面瘫 |

| 儿童听力测试（无设备） |
|---|
| 听力损失高危因素：有 / 无 |
| 听力和言语发育的里程碑：正常 / 迟缓 |
| 父母怀疑儿童有听力损失：是 / 否 |
| 通过注意力分散测试 / 语声测试 / 耳语声测试进行听力评估 |
| 左耳：通过 / 未通过 |
| 右耳：通过 / 未通过 |

| 成人听力测试（耳语声测试或 hearWHOpro 应用程序） |
|---|
| 耳语声测试 |
| 左耳：通过 / 未通过 |
| 右耳：通过 / 未通过 |
| hearWHOpro 应用程序 |
| 得分高于 50 分 |
| 得分低于 50 分 |

| 便携式设备诊断 |
|---|
| 处置方式 |
| 复检者： |

续表

| 便携式设备诊断 |
| --- |
| 日期和时间： |
| 地点： |
| **转诊** |
| 转诊至全科医生或家庭医生 / 耳鼻喉医生 / 听力师 / 其他 |
| 医生姓名(确认时)： |
| 医疗机构名称(确认时)： |

## 附录3 耳和听力问题的诊断与管理

通过了解患者的病史、进行耳镜检查，以观察外耳道和鼓膜，必要时进行听力测试，对耳和听力问题进行诊断。

以下流程图有助于诊断和处理多数耳和听力问题。请正确选择最适合的主要症状：耳溢液、听力损失或耳痛(附图1~附图3)。

耳鸣和头晕(或眩晕)的症状提示可能有耳部问题多为内耳。如果耳鸣或头晕是主要症状，且已持续数周，应转诊至专科医生处。

附图1 耳溢液的诊断和处理流程

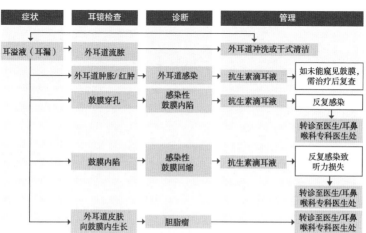

## 附图 2  听力损失的诊断和处理流程

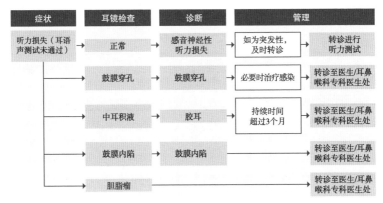

## 附图 3  耳部疼痛的诊断和处理流程

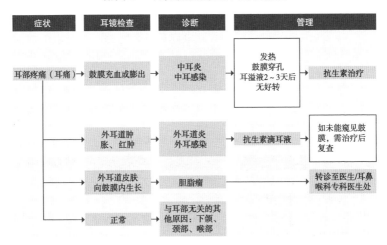